Dr.손의 **한방미인을 만드는 시크릿 북**

쌩얼 미인은 오장이 예쁘다

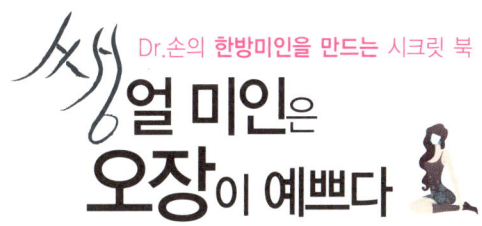

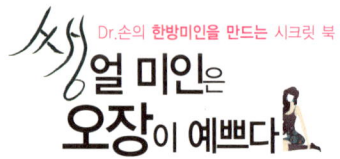

Dr.손의 한방미인을 만드는 시크릿 북
쌩얼 미인은 오장이 예쁘다

지 은 이	손인경
펴 낸 이	김원중
편 집	김현정, 심현정
디 자 인	옥미향
제 작	허석기
관 리	김선경

초판인쇄 | 2010년 10월 22일
초판발행 | 2010년 10월 28일

출판등록 | 제313-2007-000172호(2007.08.29)

펴 낸 곳	(주)상상나무
	도서출판 상상예찬
주 소	서울시 마포구 상수동 324-11
전 화	(02)325-5191
팩 스	(02)325-5008
홈페이지	http://smbooks.com

ISBN 978-89-93484-24-3 (23510)

값 12,000원

* 잘못된 책은 바꾸어 드립니다.
* 본 도서는 무단 복제 및 전재를 법으로 금합니다.

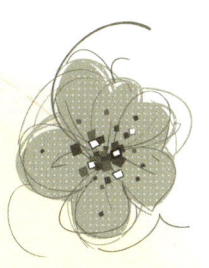

Dr.손의 **한방미인을 만드는 시크릿 북**

쌩얼 미인은 오장이 예쁘다

손인경 지음

상상나무

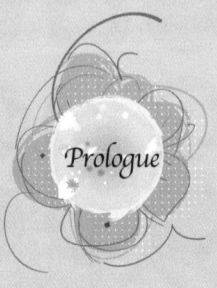

Prologue

몸 속이 예뻐야 미인이 된다

요즘은 외모 관리 정보가 넘쳐나는 시대다. 그중 가장 많은 관심을 끌고 있는 건 다이어트가 아닌가 싶다. 〈다이어트킹〉이라는 한 TV프로그램은 한 달 만에 20~30킬로그램 감량이라는 놀라운 '비포 & 애프터'를 보여주고 있고, 잡지에서는 연예인들의 "난 이렇게 살을 뺐다"와 같은 코너들이 인기다.

외모 관리의 가장 대표적인 것으로 다이어트를 들었지만, 다른 것들도 무수히 많다. 각질 관리, 머리카락 관리, 네일아트, 주름 관리, 풋케어, 각종 화이트닝 프로그램… 일일이 들자면 한도 끝도 없다. 보기 좋은 떡이 먹기도 좋다는 속담이 요즘처럼 어울리는 시대도 없었을 것이다. 졸업 및 취업 시즌에 성형외과에 몰리는 사람들을 보면 '외모도 능력이고 스펙'이라는 말이 당연하게 느껴질 정도다.

이 다양한 '관리'에는 한 가지 공통점을 찾아볼 수 있다. 겉에다 바르는 일에 열을 올린다는 점이다. 피부에 각질 제거제를 발라 각질을 벗겨내고, 손톱에는 각양각색의 매니큐어를 바르고 장식을 붙여 반짝반짝하게 만든다. 머리카락에도 코팅을 해서 윤기 있게 만들고, 바르기만 하면 피부가 하얗게 되고 주름이 개선된다는 화이트닝 크림이나 레티놀 따위는 말할 것도 없다.

연예인들이 일명 '쌩얼' 컨셉으로 화장품을 광고하면 사람들은 자연스럽게 '저 화장품을 쓰면 화장을 안 해도 저렇게 맑고 깨끗한 피부를 가질 수 있다'는 착각에 빠진다. 하지만 컨셉은 어디까지나 컨셉일 뿐. 그 연예인이 정말 아무것도 바르지 않은 맨얼굴이었다면 '쌩얼 메이크업'이라는 말은 왜 나왔을까.

사람들의 '당당한 맨얼굴'에 대한 선망은 나날이 높아지고 있다. 짙은 눈썹과 강한 눈매, 새빨간 입술로 화장한 '티'를 내야 아름답다고 생각하던 시대를 지나, 최근의 트렌드는 '쌩얼 메이크업'이나 '내추럴 메이크업'이다.

얼굴에 뭔가를 자꾸 바르는 것은 가리고 싶은 것이 있기 때문일 것이다. 울긋불긋한 피부, 도드라진 점이나 여드름 흉터, 생기 없는 입술, 눈 밑으로 자리 잡아가는 다크써클 같은 것이 출근길의 복잡한 지하철 안에서조차 여자들에게 화장품을 꺼내들게 만든다.

위염이나 위궤양으로 속이 쓰린 사람들은 흔히 겔포스나 알마겔 같은 제산제를 복용한다. 제산제는 위액을 중화시키면서 일시적으로 위에 보호막을 쳐서 통증을 경감시킨다. 위염이나 위궤양을 치료하는 게 아니라, 증상의 하나인 속 쓰림을 일시적으로 해소하는 역할을 하는 것이다. 속 쓰림을 근본적으로 없애기 위해서는 위염이나 위궤양을 치료해야 한다는 것은 누구나 아는 사실이다.

외모를 관리하는 것도 비슷하다. 비비크림이나 매니큐어, 립스

틱 같은 것이 건조한 피부나 갈라진 손발톱을 일시적으로 가려줄 수는 있지만, 그 밑에 감추어진 진짜 피부와 손발톱은 그대로이다.

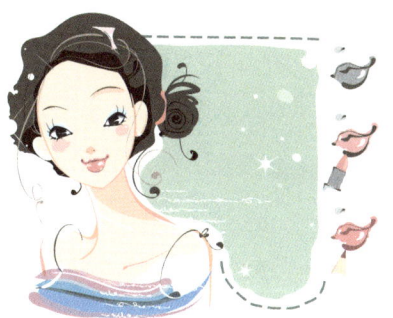

그러니 이젠 생각을 바꿔야 한다. 바르고 가릴 것이 아니라, 원인을 찾아야 한다. 입술에 핏기가 없으면 립스틱이나 립글로스를 공들여 바를 것이 아니라 왜 입술에 핏기가 없는지 생각해야 한다. 머릿결이 푸석푸석해지면 미용실에서 코팅파마를 할 것이 아니라 머릿결이 왜 나빠지고 있는지 생각해야 한다. 나타나는 증상을 안 보이게 하는 게 중요한 것이 아니다. 그 증상을 나타나게 하는 원인을 찾아 해결하는 것이야말로 건강미인, 쌩얼미인, 자연미인의 자세다.

그렇다면 머릿결이나 피부 같은 것이 나빠지는 원인은 무엇일까? 사람들은 머리결이나 피부에 문제가 생기면 우선 뭔가를 바른다. 입술이 갈라지면 챕스틱 같은 입술보호제를 사서 바르고, 머릿결이 손상되면 머리카락에 헤어팩을 한다. 문제가 발생한 원인을 해당 부위에 국한시켜 생각하는 것이다. 부실공사로 건물 벽에 균열이 생기고 있는데 도배만 새로 해서 우선 대충 가리고 보자는 발상이다. 하지만 문제는 벽지가 아니라 건물 자체에 있다. 사람도 마찬가지다. 보이는 곳, 겉에 문제가 생긴 것 같지만 진짜 원인은 몸속에 있다.

따로 떼어놓고 생각할 수 없다

한의학은 인체를 긴밀하게 연결된 하나의 통일체로 본다. 우리 몸은 오장육부인 심, 폐, 간, 신, 비, 담, 위, 대장, 소장, 방광, 삼초가 모두 각자의 기능을 하면서 서로 영향을 미치는 것은 물론, 피부와 근육, 안색, 골격, 손발톱, 시력과 청력, 몸에 난 털 하나하나까지 모두 긴밀하게 연결되어 하나의 통일체를 유지해나간다.

쉽게 생각해보자. 이가 부실하면 잘 씹지 못하기 때문에 자연히 소화기관에 가는 부담도 커진다. 그러면 자주 체하고 늘 속이 더부룩하고 답답하게 된다. 씹는 것이 불편하니 먹는 양도 줄어든다. 많이 씹어야 하는 섬유질이 많은 음식도 기피대상이다. 변비가 생기는 게 자연스러운 수순이다. 사람들은 일단 눈에 보이는 증상을 치료하려고 변비약을 먹고 소화제를 먹지만, 당연히 그렇게 해결될 문제가 아니다. 그런데 만성적으로 이런 증상을 겪다가 마침내 이를 치료하면 모든 문제가 해결될까? 답은 "그렇지 않다"는 데 인체의 신비가 있다.

치아가 건강해지면 사람들은 다시 '씹는 맛'을 느낄 수 있게 된 게 기뻐서 그동안 억눌러 왔던 식욕을 마음껏 분출한다. 하지만 소화기관의 사정은 다르다. 그들은 이미 적은 양의 부담 없는 음식에 길들여졌기 때문에 갑자기 밀려드는 음식들에 기가 질린다. 여전히 소화가 잘 안 되고 체하거나 배탈이 난다. 인체의 모든 기관이 연관되어 서로의 기능에 맞춰 조절되고 있기 때문이다.

장기이식을 생각해보자. 오랜 세월에 걸쳐 신장이 회생이 불가능할 정도로 망가져 이식을 받아야 할 상황이라면, 이 사람의 신장과 영향을 주고받는 다른 기관들의 상태도 정상이라고 할 수 없다. 어떤 형태로든 인체의 균형을 맞추기 위해 서서히 망가져가는 신장에 맞춰 변형되기 때문이다. 이런 상태에서 병든 신장을 들어내고 멀쩡한 남의 신장을 집어넣어 부작용 하나 없이 제 기능을 발휘하기를 바라는 것 자체가 무리다.

신장을 예로 들었지만, 다른 기관들도 마찬가지다. 사람의 몸은 기계가 아니기 때문에 고장이 난 부품 하나를 갈아 끼운다고 전체가 문제없이 돌아가지 않는다.

모든 것이 서로 영향을 주고받으며 균형을 이루어 하나로 완성된다는 개념은 비단 사람의 몸에만 국한되지 않는다. 인체는 자연이라는 외부상황과도 연계를 맺는다. 더울 때 인체는 자연히 열을 방출하고 추워지면 열의 방출을 막는다. 더울 때 땀이 나고 추울 때 소름이 돋는 것은 모두 외부의 변화에 대응하는 인체의 조절작용이다. 따라서 인체가 외부 환경, 즉 자연의 변화에 제대로 적응하지 못하거나 자연과 이루는 조화가 깨지면 병에 걸리게 된다. 여름에 냉방병에 걸리거나 환절기에 기침과 천식이 악화되고 겨울에 감기를 앓게 되는 원리다.

우리 몸에도 세트메뉴가 있다

태극기를 보면 우리의 전통적인 사상이 무엇을 바탕으로 형성되어 있는지 잘 드러난다. 붉은 색과 푸른 색이 둥글게 돌아가고 있는 이 모습은 음과 양의 조화를 상징한다. 음과 양을 각자의 강약에 따라 다시 나눈 것이 목화토금수의 오행인데, 태극기의 건곤감리가 여기에 해당된다. 태극기는 세상을 지배하는 음양의 원리를 나타내고 있는 것이다.

음양오행학설은 세계를 인식하는 철학이다. 음과 양이라는 두 개의 기와 목화토금수라는 다섯 개의 요소가 세계를 이루는 근본이며, 세상 모든 생명이 시작되고 변화하며 발전해가는 것은 모두 음과 양의 상호작용이자 목화토금수의 상호작용이라는 것이다.

이 틀은 한의학이 인체를 해석하는 관점에도 그대로 적용된다.

우리 몸을 두고 보았을 때 몸의 윗부분은 양이고 아랫부분은 음이다. 왼쪽은 양이고 오른쪽은 음이다. 몸의 표면은 양이고 몸속은 음이며, 육부는 양이고 오장은 음이다.

음과 양의 어울림에 따라 모든 것이 일어나고 변화하기 때문에 음과 양은 어디에서나 짝을 이룬다. 음인 오장 또한 양인 육부와 세트를 이룬다(심폐간신비를 오장이라고 하지만 심장 속에는 심포락이 포함되어 있기 때문에 육장이라고 한다. 따라서 실제로 여섯 개의 장과 여섯 개의 부가 각각 음과 양으로 짝을 짓는 모양이 된다). 심장은 소장과, 폐는 대장과, 비는 위장과, 간은 담과, 신장은 방광과, 심포는 삼초와

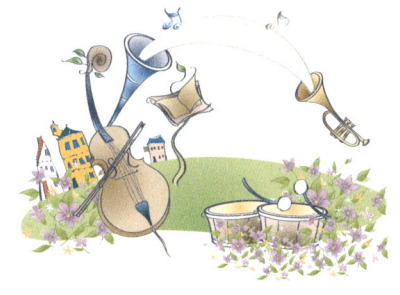

짝을 이루어 작은 통일체를 이루어내고 서로 영향을 주고받는다. 또 이들 전체를 하나로 감싸고도는 기와 혈, 진액 등으로 인해 장과 부는 각기 다른 기능을 발휘하면서도 서로 조화를 이룸과 동시에, 인체의 모든 다른 부분과 조화를 이루며 건강한 상태를 유지할 수 있는 것이다.

우리 몸에는 따로 떨어져 혼자 잘난 독불장군이 있어서는 안 된다. 수십 개에서 백여 개의 악기가 하나의 곡을 연주하는 오케스

트라를 떠올려보자. 모두 완벽한 하모니를 이루고 있는데 한두 악기가 잘못된 음을 내기 시작하면 곡 전체가 망가지게 마련이다. 우리 몸의 오장육부도 마찬가지다. 어느 하나만 잘못돼도 건강을 잃게 된다.

보이는 것은 단지 '겉'이 아니다

이처럼 우리 몸은 모두 연관되어 있기 때문에 피부만 관리한다고 피부가 좋아지는 게 아니다. 안약을 줄기차게 사용한다고 맑고 깨끗한 눈을 갖게 되는 것도 아니고, 헤어팩을 한다고 머릿결이 좋아질 일도 아니다. 이제는 원인을 생각해야 한다. 갈라진 벽에 벽지를 새로 붙일 것이 아니라, 왜 벽이 갈라지는지 원인을 찾아 해결해야 한다는 뜻이다.

한의학에는 장상학설이라는 것이 있다. '장'은 오장육부를 비롯한 인체의 내장기관을 말한다. '상'은 두 가지 의미를 갖는다. 첫째는 내장기관의 해부형태다. 둘째는 내장기관의 기능과 변화가 몸의 겉에 반영되는 현상을 말한다.

장상학설을 간단히 정의하면, 겉으로 보이는 변화를 통해 내장기관의 형태와 기능 및 변화를 연구하고, 그들 사이의 관계를 규명하는 학문이다. 눈병이 생겼을 때는 간을 치료하면 효험이 있고,

신장의 기운을 보충하는 약을 쓰면 뼈가 튼튼해진다. 이처럼 간의 상태는 눈으로 나타나고 신의 상태는 뼈에 영향을 미친다는 것 등을 인체 전반으로 확장한 것이 장상학설이다.

겉으로 보이는 것, 즉 사람의 외모를 몸속과 연관지어보자. 장상학설에 의하면 첫째, 심장이 건강해야 얼굴에 윤기와 혈색이 돈다. 둘째, 폐가 건강해야 피부가 촉촉하고 탄력이 있다. 셋째, 비가 건강해야 입술이 붉고 윤기가 있다. 넷째, 간이 건강해야 손발톱이 단단하고 광택이 흐르며 눈이 맑다. 다섯째, 신장이 건강해야 머리카락이 튼튼하고 윤기가 있다. 즉 몸속이 건강해야 '쌩얼미인'이 될 수 있다는 뜻이다.

사람들은 본능적으로 '늙음'과 '병듦'을 멀리한다. 늙고 병든다는 것은 본능 속에 새겨진 죽음의 신호이기 때문이다. 사람들을 '짐승남'이나 '쭉빵녀'에 열광하도록 만드는 것은, 그들의 아름다움 뒤에 기본으로 깔려 있는 젊음과 건강이다. 지저분한 피부나 흰머리, 혈색을 잃은 입술 같은 것은 사람을 아프고 늙어 보이게 한다. 그래서 최대한 바르고 꾸미고 가리지만, 근본적인 대책은 몸속 건강을 챙기는 것이다. 안 바르고, 안 꾸미고, 안 가려도 반짝반짝 광이 나는 인물을 만드는 것이다.

　자, 그러면 이제 진짜 자연미인이 되기 위해 어디를, 왜, 어떻게 관리해야 하는지 하나하나 짚어보도록 하자.

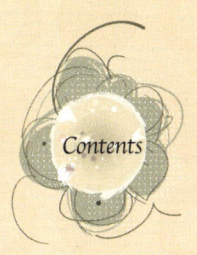

Contents

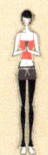

프롤로그_ 몸속이 예뻐야 미인이 된다 004

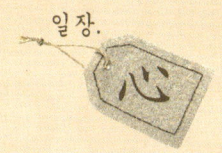

심장이 튼튼해야 얼굴이 맑다

내가 살아 있는 이유 020
뇌는 심장에 있다? 024
내 피는 얼마나 깨끗할까? 029
창백한 얼굴, 문제는 심장 038
심장의 파트너는 소장 043
심장과 관련된 증상, 이렇게 풀자 048

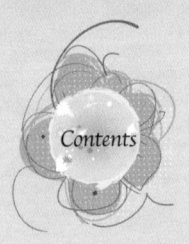

Contents

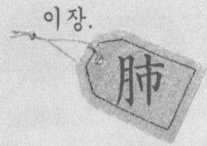

이장. 윤기 있는 피부는 **폐**가 결정한다

기를 만들고 돌리는 폐 054
임금을 보필하는 정승 057
탄력적인 피부는 폐의 책임 060
아픈 폐가 비염, 천식, 아토피를 만든다 064
폐의 파트너는 대장 071
다이어트의 적, 변비 075
폐와 관련된 증상, 이렇게 풀자 080

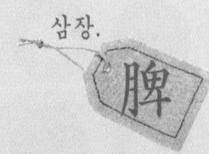

삼장. 키스를 부르는 입술은 **비**가 만든다

소화하고 흡수하고 공급하라 090
내장은 왜 밑으로 쏟아지지 않을까? 096
입맛과 살의 근원 098
비의 파트너는 위 104
내 속을 갉아먹는 신경성 위장병 110
비와 관련된 증상, 이렇게 풀자 118

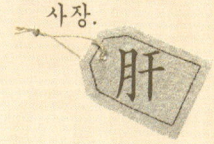

약한 손발톱은 간의 한숨

간은 오지랖의 달인 126
피를 저장하는 장기 131
힘줄과 손발톱과 눈 134
피곤하면 왜 간이 문제인가 138
쉬면 안 되는 간질환, 지방간 142
간의 파트너는 담 148
간과 관련된 증상, 이렇게 풀자 152

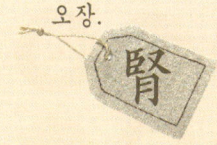

윤기 있는 머릿결은 신장의 축복

남녀칠세부동석과 이팔청춘 158
강쇠와 옹녀의 비결 162
검은콩 열풍의 비밀 166
찰랑이는 머릿결, 넘치는 여성성 171
신의 파트너는 방광 177
바람만 불어도 아픈 병, 통풍 179
신장과 관련된 증상, 이렇게 풀자 186

부록_ 여성을 위한 한방 칼럼 191

일장.

心

심장이 튼튼해야 얼굴이 맑다

심장의 기능이 정상이면 맥도 정상이고 혈액순환도 정상이므로 얼굴은 부드러운 홍조를 띠고 은은한 광택이 돈다. 그러나 심장에 이상이 오면 얼굴에 윤기와 혈색이 사라지고 심지어는 푸르스름한 상태가 된다. 심장의 상태가 얼굴에 드러난다는 말이다.

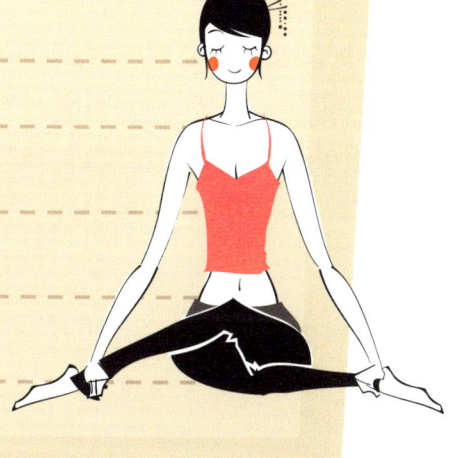

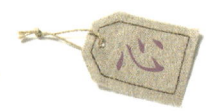

내가 살아 있는 이유

속이 좋지 않아 부대끼고 매우 불편할 때 흔히 쓰는 표현으로 '오장육부가 뒤틀린다'는 것이 있다. 오장육부는 한의학에서 인체 기관을 지칭할 때 쓰는 말로, 오장은 심, 간, 비, 폐, 신을 말하고, 육부는 담, 위, 소장, 대장, 방광, 삼초를 말한다. 그리고 이 오장의 총 지휘관 역할을 담당하는 것이 바로 심, 즉 심장이다.

한의학에서 심장의 기능은 크게 두 가지로 나뉜다. 혈맥血脈을 다스리는 것과 신명神明을 다스리는 것이다. 쉽게 말해 심장은 혈액 순환과 정신상태를 다스린다는 뜻. 심장이 오장의 지휘관 역할을 담당한다고 말하는 까닭은 심장이라는 기관 하나가 몸 전체에 아주 큰 영향을 미치기 때문이다. 그래서 심장을 생명의 근본이라 하여 생지본生之本이라고도 한다.

심장은 동맥을 통해 신선한 산소와 풍부한 영양분이 담긴 혈액을 각 기관에 공급하고, 각 기관에서 보내는 이산화탄소가 담긴 혈액을 정맥으로 받아들인다. 사람이 태어나서 죽을 때까지, 주먹만 한 크기의 500그램짜리 심장은 매 분마다 60~100번씩 박동하면서 약 5리터의 피를 펌프질해내며, 일생동안 3억4,000만 리터의 혈액을 펌프질한다.

심장에서 출발하는 굵은 혈관들은 혈액을 폐와 온몸으로 운반한 다음 다시 심장으로 돌아온다. 심장의 표면에 있는 가느다란 혈관들은 심장에 영양분과 산소를 공급하고 이산화탄소 같은 노폐물을 제거한다.

심장이 하는 일 중에 가장 중요한 것은 뇌에 혈액을 보내 산소를 공급하는 일이다. 사람의 뇌는 4~5분 동안 산소 공급이 중단되거나 10~15분 동안 포도당 공급이 중단되면 돌이킬 수 없는 손상이 일어난다. 심장이 혈맥을 다스린다는 것은 심장이 이처럼 온몸의 피를 순환시키는 역할을 담당하고 있다는 뜻이다.

심장이 제 역할을 충분히 해내기 위해서는 우선 심기心氣가 충실해야 한다. 심기는 심장이 피의 흐름을 추진할 수 있는 동력을 말한다. 간단하게 말하면, 심장의 기능이라고 할 수 있다. 오장육부는 모두 제 역할을 제대로 해낼 수 있는 기를 가지고 있다. 심기가 있듯이 폐기, 간기, 담기, 위기 등도 있다. 심기가 충실해야 심장의 박동이 유지되고 혈액의 흐름이 순조롭다. 건강한 심장이야말로 인체 혈액순환의 가장 기본적인 조건이다.

심장의 병은 바로 죽느냐 사느냐의 문제로 이어지기 때문에 매우 중대한 병이다. 심근경색이나 협심증을 한의학에서는 심통心痛이라고 표현한다. 심장의 대표적인 질환은 협심증과 심근경색인데, 옛 문헌에는 심근경색을 진심통眞心痛이라고 해서 "아침에 발작하면 저녁에 죽고 저녁에 발작하면 아침에 죽는다"고 했을 정도다.

협심증과 심근경색의 주된 원인은 관상동맥에 동맥경화가 일어나서 피가 잘 통하지 않아 심장의 근육이 빈혈을 일으키는 것이다.

협심증은 가슴 중앙에 통증이 있으며, 왼팔 어깨에서 팔 뒤로 통증이 뻗어나가는 것이 특징이다. 때에 따라서는 사지와 손가락에도 통증이 있다. 통증의 느낌은 불쾌감을 동반하는데, 어디가 아프냐고 물으면 환자는 주먹을 쥐고 가슴 한복판을 가리키는 경우가 대부분이다. 심근경색은 협심증과 동일한 증세를 나타내지만 그 강도가 심하다. 또한 협심증은 운동할 때 나타나는 반면 심근경색은 쉬고 있을 때도 증세가 나타난다.

    협심증은 증세가 3~5분간 지속되다가 사라지지만, 심근경색은 심한 경우에 1~2시간씩 지속되기도 한다. 심근경색 환자는 협심증에서 볼 수 없는 호흡곤란, 기침, 전신피로, 구토, 피부창백 및 죽음에 대한 심각한 공포 등을 느끼게 된다. 또한 평소에도 전신이 피로하며 머리가 어지럽고 허약한 상태를 나타내는 것이 특징이다.

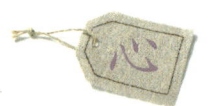

뇌는 심장에 있다?

　신경과학, 특히 뇌과학의 발달로 사람들의 감정이 낱낱이 해부되고 있다. 사랑이나 슬픔, 애착, 분노 등의 여러 감정을 뇌에서 분비하는 각종 화학물질과 결부시켜 해석하는 요즘의 추세는 사람의 마음은 심장이 아니라 뇌에 있다는 것을 보여주는 듯하다.
　하지만 사람들은 여전히 감정적으로 상처를 받으면 가슴이 아프다고 말한다. 유행가 중에는 이별하고 마음이 아픈 것을 부정하는 〈심장이 없어〉라는 노래도 있다. 사랑하는 사람 앞에 서면 가슴이 두근거리고, 실연을 당하면 가슴이 터질 것만 같고, 화가 치밀어 오르면 가슴이 턱턱 막히는 것만 같다. 우리는 흔히 '머리로 생각하고 가슴으로 느낀다'고 말한다. 현대의학은 생각과 감정 모두가 뇌에서 분비되는 화학물질의 작용이라고 하지만, 사람들이 느끼는 모든 감정, 즉 마음은 심장과 너무 가까운 곳에 있다.

심장의 기능은 무엇일까? 하나는 앞에서 설명했던 것처럼 우리가 익히 알고 있는 혈액순환 기능이다. 그런데 한의학에서는 심장이 이 외에도 한 가지 더 중요한 역할을 하고 있다. 심장이 사람의 정신과 의식, 정서를 책임진다고 보는 것이다. 심장의 이런 역할을 '신명神明의 심心'이라고 표현한다. 현대의학에서 말하는 뇌의 기능이다.

실제로 심장에 이상이 생기면 가슴이 두근거리고 자주 놀라며 잠을 이루지 못하고 이것저것 쉽게 잊어버리는 증상이 나타난다. 간혹 울기도 하고 웃기도 하는 증상이 반복되어 미친 사람 취급을 당할 수도 있다. 현대의학의 관점으로 볼 때는 뇌의 이상으로 보고 치료하겠지만, 한의학에서는 뇌의 기능을 심장에 귀속시켜 생각하고 치료를 한다.

그런데 옛사람들은 왜 살아 있는 사람의 정신이 심장에 있다고 생각했을까? 이는 요즘에도 계속 논란이 되고 있는 '죽음'에 대한 정의와도 관련이 있다.

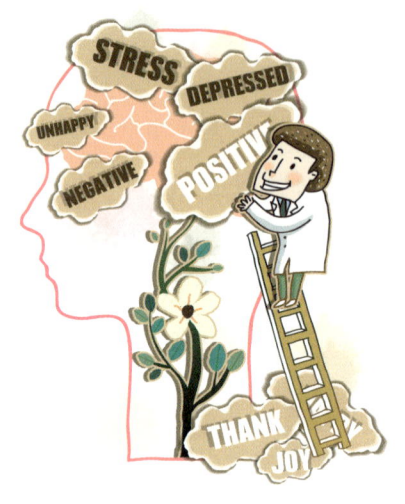

사람들은 오랫동안 심장이 멈추면 죽는 것이라고 생각해 왔다. 의식불명인 사람의 가슴에 귀를 들이대는 것은 심장이 뛰는지 안 뛰는지 확인하려는 행동이다. 심장이 멈추고 숨도 쉬지 않고 아무런 반응이 없는 상태, 그것이 곧 죽음이다. 심장이 멈추면 죽는 것이고, 죽으면 사람의 정신과 의식과 정서도 같이 소멸하기 때문에 심장이 정신을 다스린다고 본 것이다.

이 같은 관점은 의학의 발달로 뇌의 죽음인 뇌사와 심장과 호흡의 정지인 심폐사가 분리된 현대에도 여전히 남아 있다. 법의학은 여전히 뇌사가 아닌 심폐사를 사망의 기준으로 삼고 있다. 혈액순환이 멈추고 산소가 공급되지 않으면 인체의 그 무엇도 살아남을 수 없기 때문이다. 그런데 심장은 여전히 혈액을 펌프질하며 몸 구석구석에 산소와 영양을 운반하고 있지만 뇌가 죽어 있는 상태라면 어떨까?

옛날 같으면 뇌가 죽었는데 심장이 계속 뛰고 호흡이 유지된다는 것은 있을 수 없는 일이었기 때문에 죽음에서 뇌사를 굳이 분리할 필요가 없었다. 하지만 현대의학은 뇌의 기능이 멈추어도 인공호흡기나 영양공급장치 등의 연명장치를 동원해 심장이 뛰고 인체에 산소가 공급되는 상태를 유지할 수 있게 되었다. 심폐사가 아니라 뇌사를 사망 기준으로 봐야 한다는 논란이 등장하게 되는 것이다. 사람의 생명이 무엇이고 또 살아 있다는 것의 의미는 무엇인지 생각하게 하는 일이다.

아리스토텔레스 시절부터 사람들은 정신과 의식과 정서를 심장과 묶어서 생각해왔다. 비슷한 시기에 저술된 한의학 경전인 『황제내경黃帝內經』은 심장을 우리 몸을 다스리는 왕에 비유했으며, 근대 생리학의 시조라 할 수 있는 하비(William Harvey)는 "심장이 생명의 근본"이라고 했다. 의학과 과학의 발달은 신神을 뇌로 이동시키고 심장을 단순히 펌프질하는 기관으로 그리고 있지만, 사랑을 고백할 때 사람들은 여전히 심장을 상징하는 하트를 그린다.

심장이 신神을 다스린다는 것은 심장이 혈血을 다스리는 기능과 따로 떼어놓고 생각할 수 없다. 우리의 몸을 구성하는 각종 기관들은 결국 몸속의 혈액순환이 잘 되어 산소와 영양분을 제대로 공급받아야만 제 기능을 발휘할 수 있다. 심장이 튼튼해야 뇌 역시 제대로 돌아갈 수 있기 때문에 심장에 이상이 생기면 당연히 정신에도 문제가 생기는 것이다. 피가 돌지 않는데 뇌가 무슨 화학물질을 분비할 수 있겠는가.

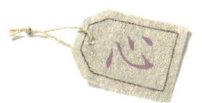

내 피는 얼마나 깨끗할까?

사람들의 피가 점점 탁해지고 있다. 불규칙한 식사, 잦은 야식과 기름지고 짠 음식, 술·담배, 불규칙한 수면습관, 운동을 하지 않는 것… 이 모든 것들이 생명의 근원인 혈액을 오염시키는 주범이다. 피가 탁해지면 끈적거리는 혈전으로 발전하고 결국 온몸의 혈관에 문제를 일으켜 고혈압, 동맥경화, 심근경색 등 각종 순환기계 질환을 초래하기 마련이다.

피가 탁해지고 끈적끈적해진다는 것을 의학용어로 고지혈증이라고 한다. 피 속에 지방 성분이 너무 많다는 것이다. 고지혈증 자체는 아직 하나의 현상일 뿐 병은 아니다. 그러나 고지혈증이 되면 동맥경화나, 고혈압, 심혈관계 질환 등이 발생할 확률이 높아진다. 피에서 남아도는 지방이 혈관 벽에 달라붙어 혈관의 탄력성을 떨어뜨리니 동맥이 굳어지는 것이고, 그러다 보니 혈관이 좁아지고 피의 흐름이 원활하지 못해 혈압이 높아지고 심혈관계 질환이 발생하는 것.

그렇다면 고지혈증은 왜 생기는 것일까? 가장 큰 원인으로 식생활을 꼽을 수 있다. 칼로리가 높고 포화지방을 많이 함유하고 있는 패스트푸드나 고기를 즐겨 먹는 식생활이 우리의 피를 탁하게 만든다. 같은 이유로 비만도 고지혈증을 일으킨다. 살이 찐 사람들의 혈액은 콜레스테롤 함량이 높기 마련이다. 평소 운동을 잘 하지 않는 것도 위험하다. 운동은 우리 몸의

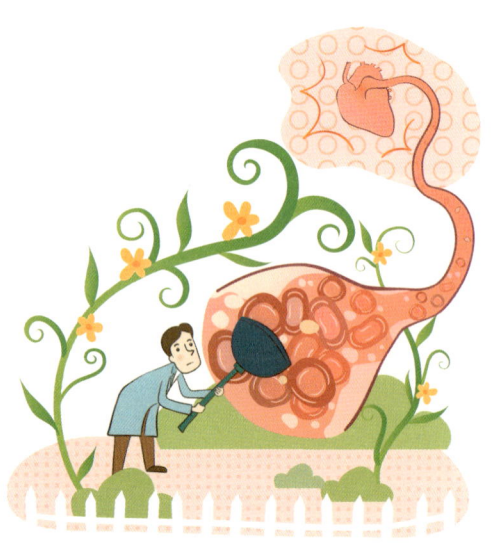

좋은 콜레스테롤을 늘리기도 하지만, 운동을 하지 않으면 아무래도 살이 찌기 때문이다.

나이와 성별도 관련이 있다. 대체로 콜레스테롤은 나이가 많을수록 증가하는데, 보통 남자들은 20~50세까지 콜레스테롤이 증가하고 그 이후부터는 감소하는 경향이 있다. 여자의 경우도 20세부터 콜레스테롤이 증가하긴 하지만 남자보다는 낮은 수치가 폐경 전까지 유지된다. 그런데 폐경 후에는 남자들보다 여성의 콜레스테롤 수치가 더 높아진다. 폐경 후에 여성 호르몬인 에스트로겐이 줄어들면서 좋은 콜레스테롤도 줄어들기 때문이다. 흡연과 스트레스, 유전적 요인, 복용하고 있는 약물 등도 고지혈증의 변수가 된다.

심장의 힘을 받아 우리 몸 구석구석에 산소와 영양분을 운반해주는 피. 피가 탁해지면 손발이 저리거나 항상 피곤하게 된다. 머리도 자주 아프고 빈혈도 아닌데 어지러운 증상이 온다. 가슴이 답답하고 두근거리며 피부도 거칠어진다. 여성의 경우 혈액순환이 잘 되지 않으니 자연히 월경이 순조롭지 않아 통증이 있거나 불규칙해진다.

피가 깨끗하다는 것은 혈액 속의 나쁜 콜레스테롤과 중성지방 등이 적은 것으로, 피를 깨끗하게 유지하기 위한 최선의 방법은 음식에 주의를 기울이는 것이다. 음식과 약의 근원이 같다는 식약동

원食藥同源이라는 말처럼, 평소 먹는 것만 신경을 써도 많은 병으로부터 자유로워질 수 있다.

감성을 다스리는 것도 중요하다. 화를 내면 부신에서 혈압을 올리는 물질이 분비되어 동맥에 큰 부담을 주게 된다. 심장에 영양을 주는 관상동맥이라는 혈관도 수축하며 굳어버리게 되므로 동맥경화를 일으킬 위험이 높아진다. 따라서 늘 분노를 제대로 조절할 수 있도록 노력해야 한다. 사람이 매우 화가 났을 때 내뿜는 숨을 유리관에 모아 액체공기로 냉각시키면 갈색의 침전물이 생긴다고 한다. 이 침전물은 단번에 80여 명의 사람을 죽일 수 있다고 하니, 분노라는 것의 독성은 얼마나 강한 것인가.

혈관이 파열되어 뇌출혈이 되면 생명을 보장할 수 없을 뿐 아니라 다행히 살아난다 해도 반신불수가 될 가능성이 높다. 자기 자신이 고생의 구렁텅이로 떨어지게 되는 것은 물론 주변 사람들에게까지 고통을 주게 된다. 나와 가족 구분할 것 없이 삶의 질이 형편없이 나빠지는 것이다.

혈압이 높아지는 까닭은 혈관 속에 각종 찌꺼기들이 들러붙으면서 혈액이 돌아다닐 통로가 좁아지기 때문이다. 수도꼭지에 고무호스를 연결해서 물을 튼다고 생각해보자. 수압은 일정한데 고무호스가 점점 좁아지면 어떻게 될까? 수압을 이기지 못해 호스가 갈라지면서 물이 새어나오거나 결국 터져버리게 되어 있다. 고혈압과 뇌출혈의 원리도 마찬가지다. 심장에서는 일정한 압력으로 피를 뿜어내고 있는데, 그 피를 받아내야 할 혈관이 좁아지거나 탄력성을 잃고 굳어버리기 때문에 점점 혈압이 높아지면서 마침내는 혈관이 터져버리는 것이다.

혈압을 낮춘다는 것은 혈관의 노폐물을 없앤다는 것과 같은 말이다. 이때 콩과 솔잎으로 보조요법을 병행하면 좋다. 콩을 갈고 솔잎을 깨끗이 씻어 말려 빻아서 1대 1로 섞은 것을 냉장고에 넣어두고 밥 먹기 전에 미숫가루 타먹듯이 먹으면 된다. 사람에 따라 솔잎을 너무 많이 쓰면 변비가 생기거나 콩을 너무 많이 쓰면 설사가 생길 수 있으므로 잘 조절해서 비율을 맞추도록 하자.

먹는 것도 중요하다. 우선 견과류를 열심히 먹자. 땅콩이나 아몬드, 호두 같은 견과류에는 비타민E와 베타카로틴이 풍부해 동맥경화를 방지하는 효과가 있으며, 나쁜 콜레스테롤을 줄여 피를 깨끗하게 하고 혈관을 튼튼하게 한다. 그러나 견과류는 열량이 높다는 단점이 있다. 하루에 땅콩 반 컵이나 아몬드 열 알 정도로 제한을 두고 섭취하는 것이 좋다.

깨끗한 혈액을 유지하는 데는 각종 채소류만한 것도 없다. 당근이나 시금치, 호박 등의 녹황색 채소에는 각종 비타민과 항산화

성분이 풍부해 깨끗한 혈액과 건강한 혈관을 유지하는 데 도움이 된다. 양파는 피를 깨끗이 하고 혈관을 건강하게 하는 데 가장 효과적인 야채로 알려져 있다. 양파의 퀘르세틴 성분이 동맥경화를 예방할 뿐 아니라 매운맛을 내는 성분이 혈액 속의 포도당 대사를 촉진해 혈당치를 낮춰준다.

콩과 마늘도 깨끗한 피를 유지하는 데 중요한 역할을 한다. 콩에는 레시틴, 사포닌, 이소플라본 등이 들어 있는데, 레시틴과 사포닌 등은 혈관에 나쁜 콜레스테롤이 쌓이는 것을 막아주고 특히 사포닌은 불포화지방산의 산화를 방지한다. 마늘의 알리신 성분은 혈전을 예방하고 혈관을 확장시켜 혈액순환에 도움을 준다. 그러나 마늘은 혈액을 묽게 만들 수 있으므로 피의 응고에 문제가 있는 환자들은 너무 많이 먹어서는 안 된다.

지중해식 식단의 핵심으로 이슈가 된 올리브유도 혈관 건강을 지키는 일등공신이다. 올리브유의 불포화지방산은 나쁜 콜레스테롤 수치를 낮춰주면서 좋은 콜레스테롤 수치는 유지시킨다. 비타민E와 폴리페놀의 항산화 작용으로 혈액과 혈관의 건강을 지켜주는 효과도 빼놓을 수 없다.

하루 세끼 식사를 규칙적으로 하되 과식을 피하고 골고루 먹어야 하며, 짠 음식도 피해야 한다. 술은 삼가는 것이 좋지만 마시게 되면 주 1, 2회 이내로 제한하고 한 번에 두 잔 이상 마시지 않도록 한다. 햄이나 소시지, 핫도그, 반조리식품 등의 가공식품을 피하고, 만일 자신이 뚱뚱하다고 생각된다면 과일이나 우유도 많이 먹어서는 안 된다.

Checklist — 동맥에 이상이 있으면…

- [v] 귀에서 벌레 우는 소리가 들린다.
- [v] 가슴과 귀와 얼굴이 벌겋게 달아오른다.
- [v] 뒷목이 뻣뻣해짐을 느낀다.
- [v] 뛸 때 종아리 근육 쪽에 통증이 온다.
- [v] 평소 자극적인 음식을 좋아하고 야채류를 잘 먹지 않는다.
- [v] 눈꺼풀이 자주 감기고 경련이 일어난다.
- [v] 의자에서 일어날 때 빙빙 도는 것을 자주 느낀다.
- [v] 어깨 부위의 근육이 단단하게 뭉쳐 있다.
- [v] 복부의 지방이 10센티미터 이상 축적되어 있다.
- [v] 팔 부위의 동맥을 육안으로 쉽게 확인할 수 있다.

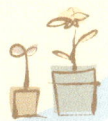

Special Column

○ 좋은 콜레스테롤과 나쁜 콜레스테롤

콜레스테롤은 각종 성인병의 주범으로 알려져 있다. 그래서 많은 사람들이 콜레스테롤이 많이 함유된 음식은 건강에 나쁜 것으로 생각하여 무조건 기피하는 경우가 많다. 그러나 콜레스테롤은 건강한 신체를 유지하는 데 반드시 필요한 성분이다. 콜레스테롤은 우리 몸을 구성하는 모든 세포의 형성과 성장에 반드시 필요하고, 생리적 기능을 유지해주는 호르몬을 만드는 데도 중요한 역할을 한다.

인체에 필요한 콜레스테롤의 75% 정도는 간에서 만들어지며 나머지는 음식으로 흡수된다. 이렇게 형성된 콜레스테롤은 혈액의 흐름을 타고 혈관이나 세포막 등에 흩어져 존재하게 되는데, 문제가 되는 것은 이 콜레스테롤 알갱이들이 혈관 내에 쌓여 혈관이 좁아지는 경우이다.

그러면 혈관 내에 쌓인 콜레스테롤을 어떻게 제거해야 할까? 이상한 일이지만, 혈관을 깨끗하게 청소해주는 일 역시 콜레스테롤이 한다.

콜레스테롤은 LDL(저밀도 지단백 콜레스테롤)과 HDL(고밀도 지단백 콜레스테롤)로 나뉜다. LDL을 통상 나쁜 콜레스테롤이라고 부르고, HDL을 좋은 콜레스테롤이라고

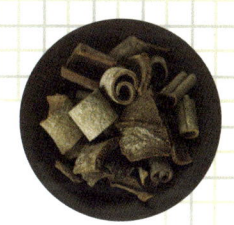

한다. 흔히 기름진 음식을 먹으면 콜레스테롤 수치가 높아져 나쁘다고 이야기할 때의 콜레스테롤은 LDL을 가리키는 것이다.

나쁜 콜레스테롤은 혈액에 콜레스테롤을 축적시켜 동맥경화증 등을 유발하지만, 좋은 콜레스테롤은 막혀 있는 혈관을 뚫어주고 청소해주는 역할을 한다. 나쁜 콜레스테롤이 간에 저장된 콜레스테롤을 혈액 속으로 옮기는 반면, 좋은 콜레스테롤은 혈관에 흩어져 있는 콜레스테롤을 간으로 운반·저장한다.

흔히 오징어나 조개, 생선 등 어패류는 콜레스테롤 함유량이 높다고 알려져 있지만, 이들은 불포화지방산을 많이 함유하므로 문제를 일으키지 않는다. 특히 오징어에는 콜레스테롤의 축적을 억제하는 타우린 성분이 많기 때문에 안심하고 먹어도 된다.

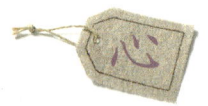

창백한 얼굴, 문제는 심장

인체의 모든 부분은 연결되어 있고, 장부의 상태는 반드시 겉으로 드러나기 마련이다. 그렇다면 심장의 상태를 반영하는 것으로는 무엇이 있을까?

심장의 상태를 드러내는 첫 번째 표지, 맥박

한의사들의 주요 진찰 방법 중 맥진脈診이 있다. 바꿔 읽으면 진맥이다. 손목에 세 손가락을 얹고 맥을 짚는데, 자기가 자기 손목을 짚어 맥이 뛰는 것을 느껴본 사람들도 많이 있을 것이다. 맥의 상태는 쉽게 말하면 심장의 움직임을 고스란히 반영하는 동맥의 상태라고 할 수 있다. 심장이 건강하면 자연히 맥도 규칙적이고 활발하게 움직이겠지만, 심장에 이상이 생기면 맥에도 이상이 나타난다.

앞서 심장이 1분에 60~100번씩 박동한다고 했는데, 이에 따라 정상적인 맥박 수도 대략 분당 60~100번 정도이다. 심장이 혈액을 온몸으로 순환시키는 엔진이라면, 맥은 혈액 운행의 통로라고 할 수 있다. 즉 맥은 심장의 상태를 그대로 반영하게 되므로 맥을 통해 심장의 상태를 파악할 수 있는 것이다.

심장의 상태를 드러내는 두 번째 표지, 안색

사람의 건강상태를 체크하는 가장 간단한 방법으로 안색을 살피는 것이 있다. 사실 일반 사람들조차도 늘 보던 사람의 안색이 갑자기 하얗게 질리거나 파리해지거나 누렇게 되거나 지나치게 검은 것 정도는 일종의 이상 징후로 잡아낼 수 있다.

안색을 살펴 병을 알아내는 것은 망진望診의 일종이다. 망진이란 의사가 환자를 자세히 살펴보는 것으로 병을 진단하는 방법이다. 옛사람들은 "환자를 보기만 하고 병을 알아내는 것은 신神이고, 보고 들어 병을 알아내는 것은 성聖이며, 보고 듣고 물어 병을 알아내는 것은 공^{工}이고, 보고 듣고 묻고 짚어 병을 알아내는 것은 교^巧"라고 했다. 겉으로 나타나는 것만 보고 병을 알아내는 것은 신의^{神醫}의 경지라는 뜻이다.

사람들은 상식적으로 심장병 환자는 얼굴이 파리하고 입술에 혈색이 없다는 것을 알고 있다. 심장의 상태가 얼굴에 드러난다는 말이다. 심장의 기능이 정상이면 얼굴은 부드러운 홍조를 띠고 은은한 광택이 돈다. 그러나 심장에 이상이 오면 얼굴에 윤기와 혈색이 사라지고 심지어는 푸르스름한 상태가 된다.

심장의 상태를 드러내는 세 번째 표지, 혀

"혀는 심장의 싹"이라는 말이 있다. 심장이 몸 밖으로 싹처럼 돋아난 것이 혀라는 뜻이다. 그만큼 혀는 심장의 상태를 잘 드러내기 때문에 혀를 관찰하면 심장을 알 수 있다.

심장의 기능이 정상이면 혀가 붉고 윤기가 있으며 잘 움직여 발음이 정확하고 입맛도 예민하다. 하지만 심장에 이상이 생기면 혀가 허옇게 되거나 혀의 끝만 붉어지거나 어두운 보랏빛을 띠기도 한다. 색의 변화뿐만 아니라 혀가 뻣뻣해져 발음도 부정확해지고 말을 잘 못하게 된다. 심장은 오장육부의 중심으로 온몸의 기능을 다스리기 때문에 사실상 심장의 상태를 반영한다는 것은 온몸의 기능 상태를 반영하는 것이나 다름없다. 따라서 혀는 심장을 반영하는 것이자 곧 온몸의 상태를 반영한다고 볼 수 있다.

쌩얼이 빛이 나려면 기본적으로 얼굴색이 화사해야 한다. 그렇지 않으면 "어디 아픈 것 같다"는 말을 듣기 십상이다. 적당히 붉고 활력이 도는 안색, 화장으로 커버하려고 연구하기에 앞서 건강한 심장을 만들기 위해 노력하자. 심장이 건강하면 화사한 쌩얼은 자연히 따라오는 것이니까.

Checklist — 심장에 이상이 있으면...

- [v] 언덕이나 계단을 오르내릴 때 가슴이 심하게 두근거린다.
- [v] 밤에 숨이 차서 누워서 자기 힘들다.
- [v] 종아리 근육의 통증으로 잠을 못 이룬다.
- [v] 어깨와 뒷목 사이가 심하게 저린다.
- [v] 밥을 먹고 나면 명치 부위에 통증이 느껴진다.
- [v] 큰 소리를 들으면 가슴이 심하게 두근거린다.
- [v] 갑자기 운동을 하면 가슴에 찢어지는 통증이 느껴진다.

재미있는
오장 한의학

웃는 심장, 땀 흘리는 심장

기뻐하고喜, 화내고怒, 걱정하고憂, 생각하고思, 두려워하는 것恐을 5지志라고 합니다. 이 다섯 가지 감정은 각각 오장과 관련이 있는데, 심장의 지志는 기쁨입니다. 기쁨이 심장의 기능에 영향을 미친다는 뜻이죠.

일반적으로 기쁘고 즐거운 감정은 긍정적인 것이라 심장에도 좋은 영향을 미칩니다만, 기쁨도 지나치면 신神이 손상됩니다. 항상 흥분 상태로 때와 장소를 가리지 않고 웃고 떠드는 사람을 정상이라고 볼 순 없겠죠. 이를 뒤집어 생각하면, 심장 기능이 약한 사람은 쉽게 슬퍼하게 됩니다.

그리고 땀. 한의학에서는 '혈한동원血汗同源'이라고 하여 피와 땀은 몸의 진액이므로 그 근원이 같다고 봅니다. 피와 땀이 밀접한 관계가 있다는 것은 몸의 피를 다스리는 심장 또한 땀과 깊은 관계가 있다는 뜻이죠. 땀을 너무 많이 흘려 심기가 상하면 마음이 불안하고 심장이 두근거리는 증상이 나타납니다. 역시 이를 뒤집어 생각하면, 심기가 허약하면 식은땀이 나타난답니다.

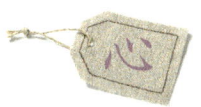

심장의 파트너는 소장

　음^陰인 심장과 짝을 이루는 양^陽의 부^腑는 소장이며, 오행학설에 따르면 이 둘은 모두 불, 즉 화^火에 속한다. 사람의 몸이 흔히 오장 육부로 구성되어 있다고 말하는데, 여기에서 한 가지 묘한 것이 있다. 11장이면 11장이고 11부이면 11부이지 무엇 때문에 장과 부가 나뉘게 된 것일까?

　장과 부가 나뉘게 된 가장 큰 기준은 기능에 있다. 장^臟이라는 한자를 뜯어보면 월^月과 장^藏이 합친 글자라는 걸 알 수 있다. 달월 변이 인체 표기에 사용될 때는 육^肉달월 변이라 해서 팔뚝 굉^肱, 다리 고股, 힘줄 건腱 등과 같이 쓰인다.

    육달월 변에 감추고 저장한다는 의미가 붙어 만들어진 장臟은 글자 그대로 인체의 정精, 혈血, 진액津液을 담아 저장하는 기관이기 때문에 늘 '가득 차 있다'고 표현한다. 부腑는 이와 반대다. 받아들이고 전달할 뿐 저장하지는 않는다. 밥을 먹으면 위는 차오르지만 장은 비고, 위에서 대강 소화된 음식물이 장으로 전달되면 위는 비고 장은 차오르게 된다. 이것이 부를 '비어 있는 기관'이라고 표현하는 이유다.

    심장의 파트너인 소장은 속이 빈 구불구불한 터널의 형태로, 2미터도 되지 않는 사람 몸속에 7미터나 되는 길이를 자랑하며 놓여 있다. 소장은 위로는 유문과, 아래로는 대장과 연결되며, 십이지장과 공장, 회장의 세 부분으로 나누어진다.

    소장의 내벽은 융털이라는 수많은 작은 손가락 모양의 구조로 되어 있는데, 이들은 음식물 입자를 흡수하는 일을 돕는다. 소장의 내벽에 있는 근육은 수축해서 연동운동을 하며 이 과정을 통해서 음식물을 뒤로 이동시킨다. 음식물이 소장에서 이동하는 데는 다섯 시간이 걸린다.

    소장은 위에서 일차적으로 소화된 음식을 받아 담는 그릇이며, 그 음식을 다시 한 번 소화시키고 흡수한다. 즉 내가 오늘 먹은 돼

지갈비의 단백질을 아미노산으로 만들어 몸이 사용할 수 있는 상태로 만들어 흡수하는 곳이 소장이다. 밥도 마찬가지다. 밥 그 자체로 인체에 흡수되는 것이 아니라 잘게 분해되어 마지막에는 포도당으로 우리 몸에 흡수된다.

이처럼 음식물이 들어와 인체가 사용할 수 있는 최종 상태가 된 것을 수곡정미(水穀精微)라고 한다. 주로 정(精)으로 표현되는 이것은 우리 몸의 모든 활동의 근본이다. 요즘 말로는 영양소나 에너지라고 표현할 수 있을 것이다. 쉽게 말해 안 먹는다는 것은 정의 공급이 끊긴다는 것이다. 그러면 우리 몸은 그간 비축해둔 정을 소모시켜 가다가 결국 죽음에 이르고 만다. 굶어 죽는 것이다. 음식물을 인체가 이용할 수 있는 정으로 변화시키는 소장에 이상이 생기면 배가 붓고 아프거나 소화·흡수가 잘 되지 않아 설사가 나기도 한다.

소장은 위에서 받은 음식물을 소화·흡수하는 한편, 필요 없는 부분을 가려 대소변으로 몸 밖으로 내보내는 일에도 관여한다. 소장이 몸에서 필요한 부분을 거두고 필요 없는 부분을 내보내는 작용을 제대로 하지 못하면 물 같은 설사가 생기며 소변의 양이 매우 적어진다.

소장의 생리기능 중에서 중요한 것이 이처럼 청탁(淸濁)을 분별하는 것이다. 위에서 보내준 음식물을 받아서 우리 몸에 필요한 청기 淸氣와 몸에서 내보내야 하는 탁기濁氣로 분별한다는 것이다. 청정한 기는 비장을 경유하여 전신으로 운송되고, 탁한 찌꺼기는 난문을 통해 대장으로 이동한 뒤에 체외로 배출되며, 쓸모없는 수분은 방광으로 스며들어간다. 그렇기 때문에 소장에 병이 있으면 소화·흡수 기능에 이상이 생길 뿐 아니라 대·소변에도 이상이 나타난다. 따라서 소변의 양과 색에 이상이 있으면 소장에 그 원인이 있는지 여부를 알아봐야 한다.

 심장과 소장이 파트너라고 하는 것은 소장이 음식을 소화·흡수해야 심장이 온 몸에 순환시키는 피가 만들어지기 때문이다. 물론 음식이 소화되고 혈액이 만들어지는 것이 단지 이 둘만의 기능으로 이루어지는 것은 아니지만, 심장과 소장이 서로의 역할을 제대로 해내고 나아가서 서로 순조롭게 협력해야 우리 몸이 제대로 굴러가게 된다.

 심장과 소장은 어느 한 쪽에 이상이 생기면 나머지 한 쪽에도 영향을 미친다. 경맥을 통해 연결되어 있기 때문이다. 심장에 열이 있으면 소장에 전달돼 소변의 색이 붉어지고 양이 줄어들며 소변을 볼 때 통증이 생긴다. 반대로 소장에 열이 있으면 심장에 영향을 미쳐 가슴이 답답하고 혀가 붉어지고 입과 혀에 부스럼이 난다.

혀에 이상이 생기면 가장 먼저 심장의 상태를 의심해야 하지만, 소장의 건강도 관련이 있다는 것이 우리 몸의 털끝 하나하나까지 모두 연결되어 움직인다는 인체의 신비.

심장과
관련된 증상, 이렇게 풀자

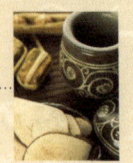

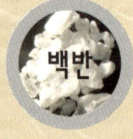

연뿌리를 깨끗하게 씻어 잘게 썰어서 보통 연근의 반 정도를 넣고 물 두 대접을 부은 다음 끓인다. 이것을 식혀 양치질하듯 하루 5~6회 머금었다가 뱉는다. 삼켜도 무방하며 심하지 않은 구내염은 하루 만에 나을 수도 있는데, 3~4일이면 깨끗이 치유된다.

물을 따뜻하게 데운 다음 그 물에 백반을 녹여서 자주 양치하면 입안의 헌 곳이 낫는다. 또 입술과 입안이 허는 데는 꿀을 입안에 늘 머금고 있으면 좋다.

수박의 즙을 천천히 마시면 입안이 헌 것이 치료된다. 겨울이라 수박을 구하기 힘들 때는 미리 수박껍질을 태워 가루를 낸 다음에 저장해 이용하도록 한다. 분말로 만든 수박껍질 가루를 입에 물고 있으면 된다.

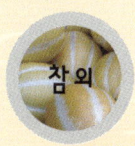
참외 씨를 가루 낸 다음에 그 가루를 꿀에 개어 앵두만하게 알약을 만든다. 그것을 매일 아침 양치한 후에 한 알씩 물고 녹여 먹으면 입 냄새가 없어진다.

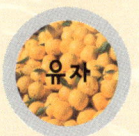
유자는 술을 마시는 사람의 입에서 냄새가 날 때 이용한다. 입 속에 유자를 늘 물고 있어도 좋고, 달여서 그 물을 마셔도 된다. 입에서 냄새가 날 때는 아침에 일어났을 때 맑은 물을 입에 머금었다가 뱉어내기를 몇 번씩만 해도 간단히 없앨 수 있다.

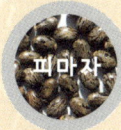
혀가 부은 것을 치료할 때 쓴다. 기름을 낸 후에 종이 심지에 묻혀 태우면서 연기를 쐬면 된다.

오미자 혓바늘이 돋으면 음식을 먹기도 불편해 피로가 더 심해지는데, 이럴 때는 오미자가 효과가 있다. 오미자를 프라이팬에 볶아서 식힌 다음 곱게 빻아 가루를 낸다. 오미자 가루 세 큰술을 용기에 넣고 물 한 컵을 부어 끓인다. 잘 우러난 물을 머금었다 뱉는 것을 반복하면 되는데 보통 3~4회 하고, 심한 경우는 수시로 한다.

심장을 건강하게 하는 한약 처방

순심환 잠이 잘 안 오고, 잠이 들어도 깊게 자지 못하며, 꿈을 많이 꾸고, 가슴이 두근거리며, 이것저것을 쉽게 잊어버리고, 초조하며, 입이 마르고, 때때로 입안에 염증이 생기기도 하며, 손발이 화끈거리거나, 온몸에 열이 오르는 느낌이 있고, 식은땀이 나고, 허리나 무릎이 나른하고 힘이 없는 등의 증후가 있을 때 처방한다.
생지황, 백삼, 현삼, 단삼, 원지, 길경, 복령, 오미자, 당귀, 천문동, 백자인, 산조인, 황련 등을 배합하여 만드는 순심환은 입에 쓴 약이 몸에 좋다는 옛말처럼 쓴 약이다. 그러나 본방 그대로 제조하여 효과가 매우 뛰어난 것이기 때문에 그대로 씹거나 혹은 칼로 작게 조각내 삼켜도 좋다. 특히 신경쇠약, 불안, 불면증에 효과가 탁월하다.

이장.

肺

윤기 있는 피부는 **폐**가 결정한다

폐가 건강하면 피부가 탄력적이고 체모에 윤기가 흐른다. 반대로 폐에 이상이 생기면 기의 수송 능력이 떨어져 피모가 건조해지고 식은땀이 나 외부의 나쁜 기운을 제대로 방어하지 못하게 되므로 감기 같은 질병에 걸리기 쉽다. 폐가 건강해야 투명하고 촉촉한 '아기 피부'가 따라온다.

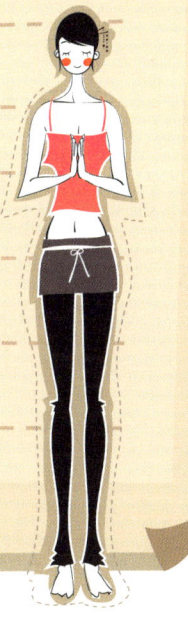

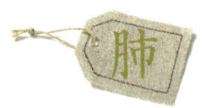

기를 만들고 돌리는 폐

어이없는 일을 당했을 때 사람들은 기가 막힌다거나 기가 차다는 표현을 쓴다. 기가 산다, 기가 죽었다, 기가 세다, 기가 약하다… 그러고 보면 일상적으로 사용하는 말 중에는 기^{氣}가 들어가는 말이 참으로 많다. 오기, 독기, 생기, 살기, 양기 같은 단어부터 건강에 도움이 된다는 기호흡, 기수련, 기공 등등. 우리나라 사람들의 생활 속에 깊이 들어와 있는 기. 그런데 도대체 기가 뭘까?

옛 철학자들은 자연계의 모든 사물을 이루는 기본 물질이 기^{氣}라고 생각했다. 인체를 구성하는 기본 물질도 기다. 기는 또한 인체의 생명활동을 유지하는 기본 물질이기도 하다. 인체와 생명의 기본인 기. 우리 몸 중 이토록 중요한 기를 책임지고 있는 곳이 바로 폐이다.

사람이 살아가려면 우선 호흡을 통해 외부의 청기淸氣를 폐에 공급해야 한다. 또한 우리가 먹는 다양한 음식들은 비와 위에서 정기精氣로 변해 폐로 이동한다. 즉 우리는 호흡을 통해 산소를 공급받고 음식을 통해 영양분을 공급받아야만 살아갈 수 있다. 이 청기와 정기는 폐 안에서 모이고 쌓여 종기宗氣가 된다. 종기는 위로 올라가 호흡운동을 촉진하고 심장으로 들어가 혈액순환을 촉진함으로써 연계된 모든 장부와 조직이 정상적인 기능을 발휘할 수 있도록 한다. 이처럼 전신의 기에 관여하는 종기가 폐에서 만들어지고 몸 구석구석으로 분포되기 때문에 폐에 이상이 생기면 전신의 기에 영향을 미치게 된다.

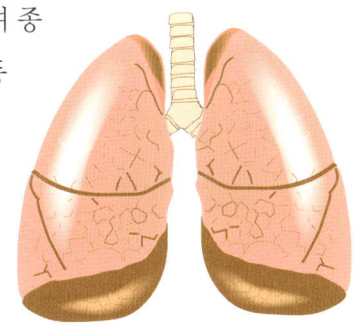

폐는 호흡의 기와 전신의 기를 다스린다. 호흡은 외부의 맑은 기를 흡수하고 몸속의 탁한 기를 내보내는 작용이다. 폐는 기의 생산을 촉진하고 몸속에서 기가 자유로이 움직이도록 조절하며 탁한 기를 배출해 인체의 신진대사가 왕성하게 이루어지도록 돕는다.

따라서 폐가 건강하면 기의 흐름이 원활해 호흡이 고르게 되고, 폐에 이상이 생기면 가슴이 답답하고 기침이 나며 숨이 차는 등 호흡 전반이 불편하게 된다.

폐는 종기를 생산하고 이동시키며 전신의 기를 다스린다. 기를 올려 보내거나 내려 보내는 것, 또 들이쉬는 것이나 내쉬는 것이 모두 폐의 기능에 의존하기 때문에 폐가 건강하면 우리 몸의 모든 부분에 기가 왕성하게 된다. 그러나 폐에 이상이 생기면 종기 자체가 부족해지고 기의 운행이 원활하지 못해 숨을 쉬기 어렵고 말소리가 낮아지며 사지가 나른하고 맥이 없어지게 된다.

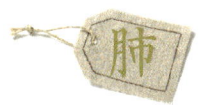

임금을 보필하는 정승

폐는 숨을 쉬도록 도와주는 기관이다. 가슴 양쪽에 하나씩 두 개의 폐가 있다. 각각의 폐는 기관지라고 부르는 관에 의해 기관과 연결되어 있다. 폐는 부드럽고 푹신한 조직으로 되어 있어 호흡할 때 잡아당겨질 수도, 느슨하게 될 수도 있다. 호흡은 산소를 포함한 공기를 몸으로 들여보내 노폐물인 이산화탄소를 내보낸다. 이렇게 기체 교환을 할 때는 횡격막과 늑골의 근육이 늘어나고 수축하면서 호흡을 돕는다.

우리 몸에서 왕을 가리자면 단연 심장이라고 할 수 있다. 온몸

구석구석으로 산소와 영양분이 듬뿍 담긴 혈액을 공급하고 사람의 의식을 다스리는 심장이야말로 생명을 유지하는 데 더할 나위 없이 중요한 역할을 하기 때문이다. 그런데 왕이 아무리 중요한 자리라고 해도 왕 혼자 모든 일을 다 할 수는 없는 법. 왕을 가까운 곳에서 보필하면서 좀 더 세부적인 일을 맡아 조절하는 정승이 필요하다.

우리 몸에서 정승의 역할을 하는 곳은 바로 폐이다. 인체의 모든 부분이 일정한 규칙성을 가지고 움직이는 것은 폐가 심장을 도와 다스리고 조절하는 작용을 하기 때문이다. 그래서 일인지하 만인지상, 위로는 한 사람의 군주를 섬기고 밑으로는 만인의 위에 있다는 재상의 '상相' 자를 따서 폐를 상전지관相傳之官이라고 한다.

심장은 혈맥을 다스리고 일정한 박동을 통해 피를 맥으로 뿜어낸다. 그러나 혈액순환이 온전히 심장의 박동만으로 이루어지는 것은 아니다. 피가 제대로 돌려면 반드시 기의 도움이 필요하다. 폐는 전신의 기의 흐름을 다스리고 온몸의 맥을 연결하는 역할을 맡고 있기 때문에 심장이 온몸 구석구석 혈액을 공급하려면 반드시 폐의 도움이 필요한 것이다. 나라의 정승이 부실하면 임금이 제대로 된 통치를 할 수 없듯이, 폐에 이상이 생기면 심장의 기능도 영향을 받아 가슴이 두근거리거나 답답하고 입술과 혀가 정상적인 혈색을 잃어 푸른빛이 돌게 된다.

폐를 두고 화개華蓋라고도 한다. 화개란 임금의 수레에 씌우던 덮개다. 실제로 폐는 오장 중 가장 높은 곳에 자리 잡고 있다. 임금의 수레 덮개가 내리쬐는 햇빛을 차단하고 시원한 그늘을 드리우듯, 폐는 우리 몸의 탁한 기를 내보내고 몸 구석구석까지 골고루 종기를 분포시킨다.

기를 다스리는 폐의 작용은 혈액의 흐름과 연관될 뿐 아니라 땀이나 소변 같은 수액 흐름에도 영향을 미치기 때문에 폐를 인체의 상수원이라고 표현하기도 한다. 따라서 폐가 수액의 흐름을 제대로 조절하지 못하면 가래가 생기기도 하고 몸이 붓기도 한다.

폐의 기능을 정리하면 첫째는 호흡을 다스려 들숨과 날숨을 일정한 리듬에 맞게 조절하는 것이고, 둘째는 호흡에 따라 전신의 기가 순조롭게 분포되도록 조절하는 것이며, 셋째는 기의 분포를 통해 심장을 도와 전신의 혈액순환을 다스리고 수액의 흐름을 다스리는 것이다. 이 정도면 임금을 도와 나라를 다스리는 뛰어난 정승이라고 할 만하지 않을까?

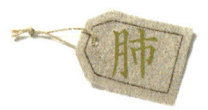

탄력적인 피부는 폐의 책임

기의 출입과 순환을 총괄하는 폐. 그렇다면 몸속에 숨어 있는 폐의 상태를 눈으로 확인하는 방법에는 무엇이 있을까?

폐의 상태를 드러내는 첫 번째 표지, 피모

피모皮毛는 피부와 땀샘, 체모를 모두 포함한다. 이들은 우리의 몸을 감싸고 있는 껍질이라고 할 수 있다. 이 부드러운 가죽은 땀을 분비해 열을 발산하고 외부의 자극으로부터 인체를 보호하는 역할을 하는데, 폐가 인체 구석구석까지 원활하게 기를 운용해나가야 피모가 그 기를 받아 인체를 보호하는 기능을 충분히 수행할 수 있게 된다.

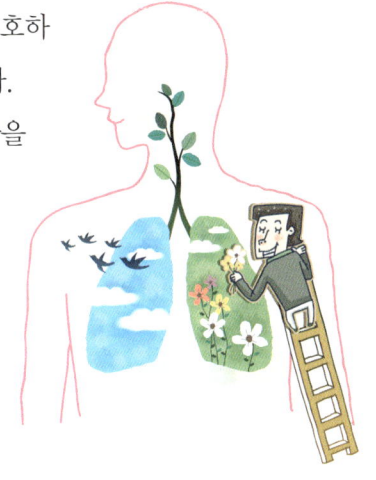

피모의 상태는 폐의 상태와 연관을 맺기 때문에 폐가 건강하면 피부가 탄력적이고 체모에 윤기가 흐른다. 반대로 폐에 이상이 생기면 기의 수송 능력이 떨어져 피모가 건조해지고 식은땀이 나 외부의 나쁜 기운을 제대로 방어하지 못하게 되므로 감기 같은 질병에 걸리기 쉽다.

이는 반대의 경우도 마찬가지다. 피모에 이상이 생기면 폐 또한 안 좋아진다는 뜻이다. 폐의 기가 떨어져 있는 상태에서 병을 일으키는 나쁜 기운인 사기邪氣가 피모를 침범하면 땀구멍이 막히게 된다. 그러면 기가 자유롭게 드나들 수 없기 때문에 몸 안에서 정체되고, 이것이 도미노처럼 폐에 영향을 미쳐 폐가 기를 다스리는 능력을 떨어뜨린다.

피모가 땀구멍을 열고 닫는 것은 폐가 호흡을 관리하는 기능과 관련이 있다. 피모는 땀구멍을 통해 몸 밖으로 기를 내보내기도 하고 땀구멍을 닫아 몸 안에 기를 잡아두기도 하면서 체온 조절에 관여한다. 그래서 한의학에서는 땀구멍을 기가 드나드는 문이라고 하여 '기문氣門'이라고 부른다. "피부도 숨을 쉰다"는 말이 괜히 나온 것이 아닌 셈.

폐의 상태를 드러내는 두 번째 표지, 코

코는 호흡의 가장 직접적인 통로이기 때문에 한의학에서는 코를 폐의 구멍이라고 한다. 코는 공기를 들이마시는 데 더할 나위 없이 중요하지만 때때로 외부의 나쁜 기운이 몸속으로 들어오는 통로가 되기도 한다. 코는 호흡 외에도 냄새를 맡는 기능이 있는데, 코의 기능들은 모두 폐의 영향을 받기 때문에 코의 이상으로 폐의 상태를 판단할 수 있다.

폐가 제 기능을 다하면 호흡이 편하고 냄새도 잘 맡을 수 있지만, 폐에 이상이 생기면 코가 막히거나 콧물이 나고 냄새를 잘 못 맡게 된다. 심하면 코 양쪽의 콧방울이 떨리거나 기침이 나고 숨이 차게 된다.

기침은 공기가 지나가는 통로 어딘가에 생긴 자극 물질에 대한 반응이다. 기침을 하면 폐에서 갑자기 공기가 터져 나감으로써 자극 물질이 제거되어 공기 통로가 깨끗하게 되는 것이다. 이때는 순간적으로 5,000개에 달하는 작은 물방울이 공중으로 아주 빠르게

3.5미터나 멀리 튀어 나간다.

    미끈한 팔등신에 시디 한 장으로 가려지는 얼굴이나 뚜렷한 이목구비도 좋지만, 이 모든 것이 아름다워 보이려면 우선 피부가 깨끗해야 한다. 아무리 예뻐도 피부가 지저분하면 빛을 잃는 법. 게다가 수시로 코를 킁킁거리고 콧물이 흐르고 기침을 하며 침을 튀긴다면 누가 그 사람을 예쁘게 보겠는가. 선탠으로 '건강해 보이는' 구릿빛 피부를 만들려고 노력하지 말고, 폐의 건강을 먼저 생각하자. 폐가 건강하면 그토록 바라 마지않는 투명하고 촉촉한 '아기 피부'도 따라오게 되어 있다.

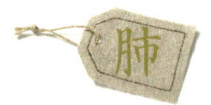

아픈 폐가 비염, 천식, 아토피를 만든다

호흡을 담당해 몸에 신선한 산소를 공급하는 폐. 폐는 당연히 깨끗한 공기를 좋아한다. 하지만 요즘처럼 도로를 가득 메운 차와 각종 냉난방 시설이 풀로 돌아가고 있는 시대에, 깨끗한 공기를 마시며 생활하기란 쉽지 않다.

공기 오염은 굳이 바깥에만 국한되는 것도 아니다. 사람들은 하루의 80% 이상을 아파트나 사무실처럼 밀폐된 실내에서 생활하는데, 실내 공기는 실외에 비해 2~5배까지 오염되어 있다는 보고도 있다. 서민의 발을 책임지고 있는 지하철 등의 공기 오염은 말할 것도 없다.

    호흡기는 숨을 쉬는 과정에서 감염되는 세균의 1차 침입 경로다. 면역력이 떨어지면 가장 먼저 각종 병균의 공격에 무방비상태가 되는 곳이 바로 호흡기인 셈이다. 폐가 깨끗해져 기능이 강화되면 편도선과 기관지 등 호흡기 역시 튼튼해져 감기와 같은 호흡기 질환에 잘 걸리지 않는다. 공기를 깨끗하게 하기 위해 공기정화기를 쓰듯이, 인체의 환기를 담당하고 있는 폐의 청소가 필요하다.

    위에서 설명했듯, 한의학에서는 폐가 피부와 모발을 다스린다고 하여 폐주피모 肺主皮毛라고 한다. 요즘 많은 사람들을 괴롭게 하는 아토피 피부염 역시 피부의 문제이기에 폐와 관계가 깊다. 아토피 피부염의 합병증으로 종종 비염이 발생하는 까닭도 폐의 기운이 약하기 때문이다.

    폐의 기능이 떨어져 발생하는 질병 중에서 많은 사람들이 고통을 호소하는 것이 비염과 천식, 아토피 피부염이다. 비염은 재채기와 콧물, 두통과 코막힘 등을 동반해 일상생활은 물론 숙면과 학업을 방해한다. 기관지에 염증이 생겨 발생하는 알레르기성 질환인 천식은 심할 경우 호흡곤란과 발작으로 이어지고 폐기종 등 합병증을 부를 수 있어 빠른 치료가 필요하다. 가려움증과 피부건조증, 습진 등을 동반하고 만성으로 이어지기 쉬운 아토피 피부염 또한 많은 이들이 치료에 애를 먹는 질환이다.

흔히 아토피는 피부의 병이고 비염과 천식은 호흡기의 병으로 생각하기 쉬운데, 이러한 난치성 알레르기 질환은 폐와 밀접한 관련이 있다. 툭하면 감기에 걸리는 허약체질이라는 얘기는 면역력이 낮아 몸이 각종 병균과 유해물질에 쉽게 감염될 수 있다는 뜻이다. 면역력을 높이기 위해서는 외부 유해물질의 전초기지인 호흡기, 즉 폐의 기능을 강화하는 것이 중요하다.

폐의 기능은 단순히 폐 자체만 가리키는 것이 아니라 기관지, 편도선, 비강 등 호흡과 관련된 모든 기관의 기능을 일컫는다. 따라서 폐 건강의 저하는 곧 호흡기 질환으로 이어져 작게는 감기부터 편도선염, 비염, 기관지염, 축농증, 중이염, 결막염, 천식, 인후염, 폐렴 등을 부르기도 한다. 폐의 건강이 면역력 강화와 직결되는 이유다.

폐의 기능을 강화시키려면 유산소 운동이 필수다. 사이클링, 조깅, 등산 등 자신이 즐겨 할 수 있는 운동을 택해 몸에 무리를 주지 않는 선에서 규칙적으로 하는 것이 좋다. 여러 가지 운동 중에서도 등산이 으뜸이다. 일상생활에서는 폐의 기능이 활발하지 않지만 숨을 헐떡이며 산에 오르면 폐 전체가 활성화되기 때문이다. 땀을 흘리면 피부 밑의 노폐물도 빠져나오므로 일석이조다.

폐에 많은 공기가 드나들 수 있도록 심호흡을 자주 해주는 것도 도움이 된다. 사람은 평소 폐 기능의 1/6 정도를 활용하는데, 깊은 호흡은 폐가 더 많은 일을 할 수 있도록 돕는다. 흔히 알고 있는 복식호흡도 심호흡에 해당된다.

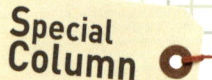

○ 흡연과 건강

호흡기 질환의 예방을 위해 가장 중요한 것은 바로 금연이다. 흡연은 폐암, 기관지염, 폐기종 등 호흡기 질환에 매우 큰 영향을 미친다.

그 밖에도 흡연은 관상동맥질환, 심장질환, 뇌졸중, 인후암, 구강암, 식도암, 방광암, 췌장암, 소화성 궤양을 비롯한 소화기계 질환과 관련이 있는 것으로 알려져, 각종 질환의 원인 중 가장 확실하게 예방할 수 있는 위험 요인이라고 할 수 있다.

담배 연기 속의 유해물질로는 여러 가지가 있지만 대표적인 것이 타르, 니코틴, 일산화탄소이다.

타르는 담배의 맛과 향을 결정하는 물질이지만 발암물질이기도 하다. 타르는 흡연할 때 기관지 점막에 달라붙어 기관지염, 폐기종, 폐암 등을 유발하며, 니코틴은 담배를 끊을 수 없게 하는 중독성 물질로 흡연은 일종의 니코틴 중독이라고 표현할 수 있다. 니코틴은 혈압을 높이고 맥박을 빠르게 하며 오심·구토를 일으키는 장본인이다. 일산화탄소는 담배가 타면서 생기는 부산물로, 혈액에 흡수되면 적혈구의 산소 운반 능력을 감소시킨다.

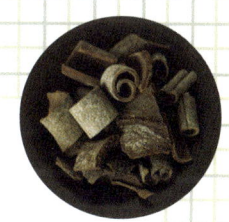

금연을 꿈꾸는 사람들을 위해 몇 가지 조언을 하자면, 우선 담배를 가지고 다니지 말고 찾기 힘든 곳에 두거나 재떨이, 라이터, 성냥을 치운다. 또 담배 대신 무가당 껌이나 은단을 가지고 다니는 것도 좋다. 하루 중 첫 담배는 늦게 피우고 마지막 담배는 앞당겨 피우면 수를 줄이는 데 도움이 되며, 공공장소에서는 되도록 금연구역에 있고 특정 장소나 시간에는 담배를 피우지 않는 습관을 들인다.

걸을 때는 금연하고 택시보다는 담배를 피울 수 없는 대중교통을 이용하며, 식사 후에는 즉시 양치질을 하고 자극성이 있거나 기름진 음식을 삼간다. 담배 생각이 날 때마다 심호흡을 하고 물을 한 컵 마시는 것도 도움이 되며, 혼자 담배를 끊겠다고 결심하기보다 가족이나 친지들에게 알려 도움을 받는 것이 좋다.

재미있는
오장한의학

걱정하는 폐, 콧물 흘리는 폐

오장과 관련이 있는 오지五志, 그중 폐의 지志는 걱정 또는 근심의 우憂입니다. 걱정이나 근심거리가 있다는 것은 곧 슬픈 일이 생긴다는 것과도 일맥상통하죠. 그래서 슬퍼하는 비悲도 폐의 감정에 속한답니다.

근데 앞서 심장의 정서는 기쁨이라서 지나치지만 않으면 좋은 자극이 된다고 한 것과 반대로, 걱정이나 슬픔은 모두 부정적인 감정이기 때문에 적든 많든 인체의 기를 계속 소모시킵니다. 걱정과 슬픔이 쌓이면 기를 돌보는 폐에도 영향을 미쳐 결국 폐가 상한다는 뜻이죠. 반대로 먼저 폐에 이상이 나타나고 걱정이나 슬픔의 감정 변화가 따라올 수도 있습니다.

폐에 뚫린 구멍이 코라고 했는데, 재미있는 사실은 콧물의 생성을 다스리는 것도 폐입니다. 폐는 우리 몸의 물의 움직임을 다스리는데 콧물도 수액의 일종이니까요. 폐가 정상이면 콧물은 그저 콧속을 약간 축축하게 유지하는 정도로 잘 관리가 되지만, 폐에 병을 일으키는 사기邪氣가 침범하면 그 사기의 종류에 따라 맑은 콧물이 흐르기도 하고, 끈적끈적한 콧물이 흐르기도 하며, 코가 마르고 콧물이 줄어드는 등의 증상도 나타납니다.

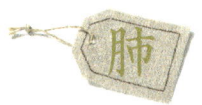

폐의 파트너는 대장

음(陰)인 폐와 짝을 이루는 양(陽)의 부(腑)는 대장이며, 오행학설에 따르면 이 둘은 모두 금(金)에 속한다.

대장은 섭취한 음식물이 몸 밖으로 배출되기 전에 들르는 마지막 정거장이라고 할 수 있다. 대장은 약 1.5미터 길이의 커다란 관으로, 두 개의 주요 부분인 결장과 직장이 있다. 이것들은 구부러져 복부에 있는 소장의 주위를 직사각형으로 감싸고 있다.

입에서부터 식도와 위, 소장을 거치는 사이 음식이 지녔던 유용한 성분 및 수분은 모두 흡수된다. 대장은 이제 음식이라고 할 수도 없는 찌꺼기를 받아들여 최후까지도 흡수되지 않고 버틴 약간의 수분과 무기염류를 탈탈 털어 흡수하고 남은 '진정한 찌꺼기'를 대변으로 만들어 내보낸다. 쉽게 말해 대장은 '똥 만드는 기관'이라고 할 수 있을 것이다.

똥을 결코 더럽다고 생각하면 안 된다. 정상적으로 배변이 이루어진다는 것은 매우 중요한 일이다. 언제부터인지 사람들은 날씬한 몸매에 열광하고 다이어트에 열을 올리지만, 이런 사람들 중에는 변비로 고생하는 사람이 많다. 사람에게 균형 있는 식단과 정상적인 음식물 섭취, 특히 섬유소의 섭취는 매우 중요한데, 요즘 김치를 못 먹는 아이들이 많다고 한다. 날씬한 것도 좋지만 쾌변을 한다는 것이 건강에 더욱 중요한 게 아닐까? 잘 먹고, 잘 소화시키고, 잠을 잘 잔다는 것이야말로 건강하다는 신호이다.

건강에 매우 중요한 똥을 만드는 대장에는 무수한 균들이 있다. 일명 대장균. 대장균이라고 하면 식중독을 일으키는 나쁜 균이라고 생각하는 사람들이 많은데, 대장 속의 대장균은 인체에 해를 끼치지 않을 뿐만 아니라 비타민을 합성하고 나쁜 세균을 막아내는 등 인체에 반드시 필요한 역할을 담당하고 있다.

　오랜 시간에 걸쳐 인체와 공존해온 세균들은 인체에 해를 끼치면 곧 자기들이 손해를 본다는 점을 잘 알고 있기 때문에 큰 위협이 되지 않는다. 위험한 것은 인체에 적응할 충분한 시간적 여유도 없이 외부로부터 침투하는 변형된 대장균이다. 한참 떠들썩했던 O157 같은 대장균이 이런 경우에 속한다.

　현지인이 먹고 멀쩡한 물을 외국인이 마셨을 때 탈이 나는 것도 낯선 균이 인체에 들어와 탈을 일으키는 것과 비슷한 맥락이다. 우리가 마시고 있는 물은 100% 순수 H_2O가 아니라 약간의 미생물이나 미네랄이 섞여 있는 상태다. 겉보기엔 다 똑같은 물처럼 보일지라도 지역마다 물 속 미생물이나 미네랄의 조합이 약간씩 다르다. 현지인의 장陽은 해당 지역의 물에 오랜 시간 노출되면서 적응해 아무런 문제를 일으키지 않지만, 외국인의 장은 난생 처음 만나는 색다른 물의 성분에 화들짝 놀라 탈을 일으키고 마는 것이다.

　대장을 '똥 만드는 기관'이라 표현했듯이, 대장에 탈이 나면 가장 먼저 대변에 문제가 생긴다. 수분 흡수가 잘 되지 않으면 배에서 꾸르륵꾸르륵 소리가 나거나 복통, 설사가 생긴다. 반대로 수분 흡수가 너무 활발하면 변비가 된다.

　기를 다스리고 온몸의 수액의 흐름을 다스리는 폐가 제 기능을 다해야 폐기가 밑으로 내려가면서 대장이 찌꺼기에서 수분을 적절히 흡수하고 아래로 이동시켜 배출하는 기능 또한 원활하게 이루어진다. 폐 기능에 이상이 생겨 기와 수액을 제대로 다스리지 못하면 대장도 제 기능을 하지 못해 대변을 잘 볼 수 없거나 설사를 하게 된다. 대장에 이상이 생기면 폐 또한 편치 못하다. 대장에 열이 있어 기가 제대로 통하지 않으면 폐의 기능도 제대로 이루어질 수 없어 가슴이 답답하거나 숨이 차게 된다.

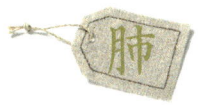

다이어트의 적, 변비

잘 먹는 것 못지않게 중요한 것이 바로 잘 싸는 것이지만, 다이어트를 한다고 먹는 양을 자꾸 줄이면 당연히 나오는 양도 줄 수밖에 없다. 대개 배변 횟수가 일주일에 3회가 안 되거나 변이 딱딱해지는 증상이 나타나는 경우, 변을 본 후에도 왠지 시원치 않은 느낌, 힘을 잔뜩 줘야만 변이 나와서 화장실에 다녀오면 녹초가 되는 경우 등 증상이 겹치면 변비라고 한다.

변비가 생기는 가장 큰 원인은 식생활에서 찾을 수 있다. 육류를 자주 먹는데 야채는 잘 먹지 않는다거나 식사가 불규칙하고 다

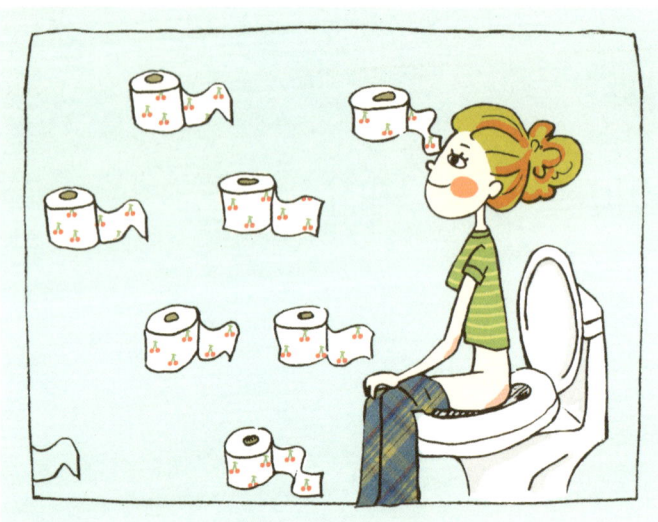

이어트를 심하게 하는 등이다. 물론 불규칙한 배변습관이나 화장실을 가고 싶을 때 자꾸 참는 습관도 변비에 악영향을 준다.

  변비를 오래 방치하면 소화가 제대로 되지 않아 식욕이 떨어지고 배가 팽팽하게 부푼 느낌이 자주 든다. 몸 밖으로 배출되어야 할 독소나 가스가 계속 안에 정체되어 몸이 무거워질 뿐 아니라 두통이나 빈혈도 나타나고 기미나 여드름 같은 피부 트러블이 나타나기도 한다. 그러다가 만성 변비가 되면 단단해진 변이 항문이나 대장을 자극해 치질 같은 공포의 질환을 일으키기도 하기 때문에 주의가 필요하다.

    변비를 예방하는 방법은 위에서 언급했듯이 변비를 일으키는 원인을 제거해나가는 것이다. 규칙적인 식생활을 하되 섬유소가 많은 음식을 섭취하고 수분도 많이 섭취하면 좋다. 화장실을 가는 것도 규칙적으로 가도록 한다. 안 나와도 일단 가서 앉아 있는 습관을 들이라는 것이다. 화장실이 가고 싶을 때 억지로 참지 말고 빨리빨리 가주는 것도 필요하다. 창피함은 순간이지만, 변비로 오는 몸의 부담은 순간에 해결될 수 있는 것이 아니지 않는가?

Special Column

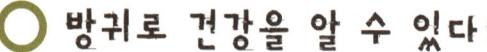 방귀로 건강을 알 수 있다!

방귀에 대한 최초의 과학적인 연구는 미국항공우주국(NASA)에서 시작됐다. 밀폐된 우주선 안에서 방귀가 예민한 전자기기에 영향을 주거나 폭발을 일으키지 않을까 하는 걱정 때문이었다.

사람마다 차이가 있지만 장에서는 하루 500~4,000cc의 가스가 만들어진다. 이 가운에 250~300cc가 방귀로 배출되고 나머지는 장벽을 통해 혈관에 흡수돼 트림을 하거나 숨을 쉴 때 몸 밖으로 빠져나간다. 일부는 간에 흡수돼 소변으로 배출되기도 한다.

건강한 젊은 남자의 경우 하루 평균 방귀 횟수는 14회이며, 최고 25회까지는 정상으로 볼 수 있다.

'건강한 방귀 한 방이 천 가지 약보다 낫다'는 말이 있다. 불필요한 체내의 가스가 몸 밖으로 원활하게 배출되는 것이 건강에 좋은 것은 당연한 이치다. 그래서 수술 뒤의 방귀는 수술의 성공을 알리는 신호이고, 모유를 먹고 난 갓난아이가 뀌는 방귀는 소화가 잘 되고 있다는 좋은 징조이다. 그러나 악취가 진동하는 방귀가 계속되는 것은 장에 이상이 왔다는 위험신호다.

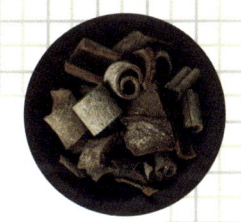

원래 방귀의 주성분은 질소, 산소, 이산화탄소, 수소, 메탄 등 무색무취한 물질이다. 그러나 장내에 노폐물이나 부패 세균이 많으면 발효과정에서 암모니아, 페놀, 황화수소 등 냄새가 고약하고 인체에 유해한 물질을 내뿜게 된다. 이런 장내 유해가스는 혈액을 오염시켜 세포를 죽이고 면역능력을 떨어뜨리기도 한다.

암환자의 상당수는 발병 6개월 전부터 심한 냄새가 나는 방귀가 잦고, 병이 있는 사람은 건강한 사람에 비해 3~10배가량 방귀를 자주 뀐다.

남에 비해 방귀 뀌는 빈도가 잦거나 냄새가 심하더라도 복통, 식욕부진, 체중 감소, 설사와 변비 등의 증상이 함께 나타나지 않으면 크게 걱정하지 않아도 된다. 콩 종류 등 섬유질이 풍부한 음식물을 많이 섭취했을 때 나오는 방귀는 건강의 신호탄으로 볼 수 있다.

폐와 관련된 증상, 이렇게 풀자

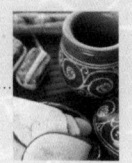

소금

전남 영광군 염산면에서는 예로부터 많은 천일염이 나왔다. 그곳에는 소금을 써서 축농증을 예방·치료하는 민간요법이 전해져 왔다. 그래서인지 그 마을에는 축농증으로 고생하는 이들이 거의 없다. 심한 축농증은 반드시 수술을 해서 고쳐야 하지만 그렇지 않은 경우는 매일 소금물로 콧속을 씻는 것이 좋다.

물 두 컵에 소금 두 큰술을 넣어 완전히 녹인 다음 코로 들이마셔 입으로 뱉는 것을 반복해 코를 소독해주면서 농을 없앤다. 찧은 마늘을 비닐에 싸 발바닥에 붙여주는 것을 보름 정도 병행하면 효과가 나타난다.

엿기름

기관지는 환경에 따라 나빠지기도 하지만 선천적으로 약한 사람도 있다. 수수밥과 엿기름을 삭혀서 마늘과 버무리면 엿과 비슷한 것이 만들어진다. 엿기름이나 엿기름을 삭힌 것 등은 진해작용을 하기 때문에 기관지염에 도움이 된다.

마늘 30통을 솥에 넣고 완전히 으깨지도록 푹 고아 놓는다. 찰수수 1되를 식혜밥 짓는 식으로 고슬고슬하게 지어서 약간 식으면 엿기름 국물 500g을 넣어 함께 잘 섞는다. 이것을 밥통에 5~6시간 넣어두면 잘 뜬다. 그것을 고운 광목자루에 넣고 맑은 물이 나오도록 으깬다. 이렇게 해서 나온 물과 마늘 삶은 것을 함께 섞어 다시 한 번 솥에 찌면 엿이 되는데, 이것을 아침저녁으로 한 수저씩 보름가량 먹으면 된다.

표고버섯

대체로 나이가 들어 노화현상이 시작되면 때때로 가슴이 뛰고 숨이 가쁜 증상이 나타난다. 나이가 들지 않았는데도 그런 증세가 있다면 이상이 생겼다는 신호이다. 이럴 때 표고버섯을 쓰면 효과가 있다. 표고버섯에는 비타민D, 단백질, 탄수화물, 지방류, 섬유질, 회분 그리고 무기염, 칼슘, 망간, 동, 철분 등 영양분이 풍부하다.

표고버섯 두 개를 잘게 썰어 컵에 담고 끓인 물을 부어둔다. 첫 번째 물은 버리고 다시 끓인 물을 부어 표고의 맛이 우러나게 1~2분 정도 담가놓는다. 여기에 소금을 약간 타서 아침 식전에 마신다. 1개월 정도 마시면 효과를 볼 수 있다.

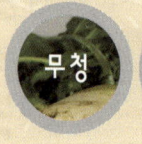

날씨가 추워지면 기침을 하는 사람이 많아지는데 기침을 계속하면 힘도 들고 지치게 된다. 이럴 때 은행을 먹으면 좋은 효과를 볼 수 있다. 기침은 기관이나 기관지에 있는 오물을 밖으로 내보내려고 하는 운동으로, 어떤 질환에서 반사적으로 작용하는 증상이다. 은행에 함유된 히스티딘, 팩산 등이 진해·거담작용을 하기 때문에 기침에 도움이 된다.

겉껍질만 깐 은행 20알 정도에 설탕 두 큰술을 넣고 물 세 컵을 부어서 한 컵 정도로 줄어들 때까지 끓여 복용한다. 은행을 함께 먹어도 되며 하루에 두 번 정도 마시면 된다.

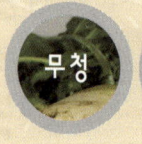 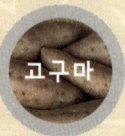

섬유질이 풍부하기 때문에 소화나 변비에 도움을 준다. 무청 세 포기와 고구마

한 개를 적당히 잘라 믹서로 간다. 먹기 직전에 갈아서 신선한 상태로 먹어야 효과가 있다. 아이들은 반 컵, 어른들은 한 컵을 마신다. 심한 경우는 하루 한 컵씩 한 달간 복용한다. 아침 식전과 자기 전에 마시는 것이 좋다.

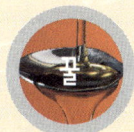 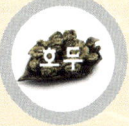

노인들의 변비에는 꿀과 호두를 복용하면 여러 모로 좋다. 호두에는 식물성 기름이 있어서 좋고 각종 비타민 등 영양도 풍부해 특히 노인성 변비에 도움이 된다. 호두를 잘 으깨서 꿀과 함께 섞어 잠자기 전에 한 스푼씩 복용하면 3~4일 정도 지난 후부터 호전된다.

명절이면 아이들은 음식 조절을 잘 못하고 과식을 하게 되어 설사를 하는데 파뿌리를 볶아 먹이면 잘 낫는다. 평소에도 아이가 설사를 할 때는 파뿌리를 볶아 먹이면 멈출 수 있다. 그러나 탈수 현상이 올 수 있으므로 빨리 치료를 하도록 힘써야 한다.

프라이팬에 참기름을 약간 두른 후 파뿌리를 타지 않을 때까지 바삭바삭하게 볶는다. 이것을 그냥 먹여도 되고 가루를 내어 물에 타서 먹여도 된다. 대부분 한 번 먹고 낫는데 그렇지 않을 경우 한 번 더 먹인다.

호흡기 기능을 강화시키는 데 쓰이는 것은 여러 가지가 있는데, 면역 기능을 높여주면서 알레르기 반응을 제거하는 데는 영지버섯이 가장 효과적이다. 영지버섯은 우리나라를 비롯해 세계 각지에 널리 야생하는 버섯이다. 최근에는 대량 재배에 성공하여 구하기도 쉬워졌고 값도 저렴해졌다.

영지버섯을 잘게 썰어서 4배 분량의 물을 붓고 30분간 달여 마신다. 맛이 써서 먹기 힘들 정도라면 감초를 넣고 달여도 좋다. 감초는 영지버섯 달인 물의 쓴맛을 줄여주는 효과가 있다.

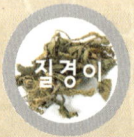

질경이의 주성분은 기침·가래를 없애주는 사포닌이다. 갑작스러운 오한이나 더위 먹은 데도 효과적이며, 특히 천식에는 질경이를 장기복용하면 좋다.

질경이 잎 15~20g을 물 500ml에 넣고 뭉근한 불로 달인다. 이 정도가 하루 분량으로, 2, 3회로 나누어 마시는데 꿀을 한 숟가락씩 타서 마시는 것이 좋다.

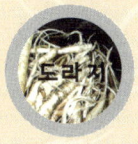 도라지의 한약명은 길경桔梗이다. 도라지는 감기, 기침, 폐병, 천식을 치료하고 열을 내린다. 또 담을 삭이고 염증을 없애 독을 제거하는 효능도 있다.

산도라지 200g을 잘게 썰고 여기에 물 400ml를 부어 갈아서 즙을 낸다. 찌꺼기에는 다시 물을 붓고 갈아 즙을 짜낸다. 즙을 모아 꿀을 넣고 뭉근한 불로 달인 것을 끓인 물 한 그릇에 한 숟가락씩 풀어 마신다.

폐를 건강하게 하는 한약 처방

청상보하환 천식은 기관지가 아주 예민해진 상태라고 할 수 있다. 때때로 기관지가 좁아져 숨이 차고 발작적으로 기침을 심하게 하며 심지어 호흡곤란까지 초래하는 위험한 병이다.

차고 건조한 바람이 불면 기관지가 약한 천식 환자는 감기에 걸리기 쉽고, 이로 인해 천식이 더 악화되는 경우가 종종 있다. 이럴 때 쓰는 것이 청상보하환이다.

청상보하환은 감초, 길경, 맥문동, 목단피, 반하, 복령, 산수유,

산약, 오미자, 지실, 택사, 행인, 황금, 황련 등을 배합하여 만든다. 이 환은 천식에 찬 기운이 더해져 기침이 나고 가래가 끓으며 숨이 차면서 오랫동안 낫지 않는 증상을 치료한다. 목이 자주 쉬고 감기가 나은 뒤에 나타나는 기침에도 탁월한 효과가 있으며, 초등학생 및 중고생의 기침 증상에도 효과만점이다.

통쾌산

세상에서 가장 행복한 사람은 화장실에서 아주 짧은 시간에 볼일을 다보는 사람일 것이다. 그러나 변비에 시달리는 사람들을 위한 처방도 있으니 고민하지 말 것. 3, 4일 심지어 10일 이상 쾌변의 기쁨을 누리지 못하는 사람들을 위해 통쾌산이 있다.

통쾌산은 팽윤성 하제인 차전자피와 연동운동(수축운동)을 촉진하는 센나열매에 계지가작약대황탕(桂枝加芍藥大黃湯)을 합한 처방으로, 평소 변비가 있고 또는 변비와 복통을 호소하거나 변이 나올듯하면서 시원하게 변을 못 보는 증상에 효과적이다.

기존의 일시적인 물리적 하제에 한방 처방이 가미되어 치료 효과를 기대하는 것인데, 처음에는 적당량을 복용하고 변의 모양과 상태를 보면서 조금씩 양을 늘리거나 줄여나간다.

이 처방은 급성 복부질환(충수염, 장출혈, 궤양성 결장염 등)이 있거나 장폐색인 경우, 고혈압 환자, 고령자, 심장애 또는 신장애 환자, 임신부나 임신하고 있을 가능성이 있는 부인에게는 금하며, 복약 후 심한 복통이나 설사, 구토 등이 나타날 때는 투약을 중지해야 한다.

삼장.

脾

키스를 부르는 입술은 비가 만든다

비는 입맛이나 식욕뿐 아니라 입술의 색도 결정한다. 입술이 붉고 윤기가 있는 것은 우리 몸속에 기혈이 충분하다는 것을 나타낸다. 기혈의 원천은 비. 즉 입술은 비의 건강을 한눈에 알아볼 수 있도록 해주는 지표다. 비는 게다가 우리 몸의 살이 찌고 빠지는 것까지 다스린다.

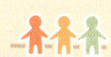

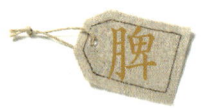

소화하고 흡수하고 공급하라

한의학의 오장인 간, 심, 비, 폐, 신은 현대의학에서 말하는 간, 심장, 비장, 폐, 신장과 일대일로 매치되지 않는다. 육부도 마찬가지다. 아마 해부학과 매치 안 되기로 일등인 한의학의 장기가 육부 중 삼초三焦일 것이다. 남성의 정력이 떨어질 때 "저 사람은 하초가 부실해"라는 표현을 쓰는데, 이때의 하초가 상초·중초·하초의 삼초 중 맨 아랫부분인 하초를 의미하는 것이다.

이번에 설명하고자 하는 비脾 또한 현대의학의 비장을 의미하지 않는다. 해부학과 맞지 않는 장기로 육부 중 삼초가 으뜸이라면,

오장 중에서는 비가 으뜸일 것이다. 위치와 형태 및 대략의 기능을 놓고 보았을 때 비는 비장과 췌장을 포괄하지만, "비의 기능＝비장의 기능＋췌장의 기능"이라는 공식은 성립하지 않는다. 그렇다면 대체 '비'는 어떤 장기일까?

서양의학에서의 비장은 림프계에서 가장 큰 기관이다. 길이는 12.7센티미터 정도이고 배의 왼쪽에 위치하며 아래쪽 늑골에 의해 보호를 받는다. 한의학의 비는 손에 끼는 반지처럼 위를 감싸고 있다. 비는 위, 즉 밥통을 조절한다. 위가 차면 반지가 조이면서 배가 찼다는 것을 알려주고, 위가 쭈그러들면 배가 고프다는 것을 알려준다.

우리가 흔히 쓰는 말 중에 "비위가 좋지 않다"거나 "비위가 상한다"는 말이 있다. 여기서 비위가 바로 오장의 '비'와 육부의 '위'를 뜻한다. 일상어에서 비와 위가 같이 쓰이는 이유는 비와 위가 경맥으로 연결된 파트너이자 이 둘이 소화기능을 대표하는 장부이기 때문이다. 비위가 약하다는 것은 곧 소화기능이 약하다는 것이고 이런 경우 마르고 신경질적인 사람이라는 연상이 되는 것이 다 이유가 있는 셈이다.

비의 가장 큰 기능은 바로 음식물을 소화하여 흡수하고 필요한 곳으로 전달하는 것이다. 실제적인 음식의 소화와 흡수는 위와 소장에서 이루어지는 것이지만, 이때 반드시 비의 도움이 있어야 음식물이 우리 몸에서 사용할 수 있는 정精의 형태로 바뀌게 된다. 정은 또한 비의 전달 작용이 있어야만 폐로 올라갈 수 있고, 폐로 전달된 정은 다시 심장이 내보내는 피를 통해 온몸 구석구석으로 내보내지게 된다. 우리 몸의 모든 기관이 정상적으로 움직이기 위해 필요한 모든 영양분의 공급이 비를 통해 이루어지는 것이다.

물과 음식은 사람에게 반드시 필요할 뿐 아니라, 모든 생명의 근원인 기氣와 혈血을 만들어내는 기본 물질이다. 물과 음식을 소화시켜 우리 몸에서 사용할 수 있는 형태로 가공해 전달하는 과정을 모두 비가 다스리기 때문에 비를 "기혈 생산의 원천"이라고 한다. 즉 비가 건강해야 소화·흡수가 잘 되어 영양소가 인체의 모든 곳으로 공급될 수 있다. 반대로 비가 건강하지 못하면 괜히 헛배가 부르고 설사를 하며 입맛도 떨어진다. 이 상태가 오래가면 당연히 몸이 피곤하고 살이 빠진다. 한방 다이어트의 가장 단순한 형태가 식욕의 조절, 즉 비위 기능의 조절이라는 점을 생각하면 이해가 빠르다.

모든 영양분의 소화·흡수·전달을 다스린다는 측면에서 비는 음식은 물론 물도 다스린다. 비가 인체의 수액대사를 다스린다는 뜻이다. 비는 우리 몸이 필요로 하는 수액을 공급할 뿐 아니라 각 조직 및 기관에서 사용하고 남는 수액을 폐와 신장으로 이동시킨다. 그러면 폐와 신장은 남는 수액을 땀과 오줌으로 바꾸어 몸 밖으로 배출함으로써 몸속의 쓸데없는 물을 제거하는 것이다.

비의 기능에 이상이 오면 마땅히 배출되어야 할 수액이 몸속에 그대로 남아 있게 되고, 이들이 몰려다니며 병을 일으킨다. 한의학에서 병의 원인으로 꼽는 것 중에 담음淡飮이라는 것이 있다. 담음을 쉽게 말하면 폐와 비, 신 등 인체의 수액대사를 담당하는 장기가 제 역할을 다하지 못해 쓸데없는 물이 정상적으로 배출되지 못하고 몸속에 그대로 남아 문제를 일으키는 것이다. 흔히 "담이 들었다", "담이 결린다"고 말하는 것의 '담' 이 바로 이것이다.

Checklist 생활 속 소화불량 예방법

- ☑ 폭식·과식·편식하지 않고 식사 후 30분~1시간 정도 걷는다.
- ☑ 즐거운 마음으로 식사한다. 음악을 들으면서 식사하는 것도 좋다.
- ☑ 찬 물이나 찬 음식을 많이 먹지 않는다. 찬 음식은 위와 장을 상하게 한다.
- ☑ 날고기는 위를 상하게 할 수 있기 때문에 고기는 익혀 먹는 것이 좋다.
- ☑ 야간에는 과식하지 않는다. 식사 후 바로 잠자면 위와 대장, 신장을 상한다.
- ☑ 지나친 음주는 위와 장을 상하게 한다.

Special Column

○ 아침을 꼭 챙겨 먹자

조급해진 사회의 분위기로 인해 여유 있는 식사시간을 갖기가 힘들어진 게 사실이다. 그러나 우리가 살아 있을 수 있는 원동력은 음식에서 얻는 것이기에 균형 잡힌 식생활은 건강을 유지하게 해주지만 잘못된 식습관은 각종 질병을 초래한다.

아침을 굶는 사람이 의외로 많다. 자식을 사랑하는 어머니라면 꼭 아침을 먹여서 학교에 보내야 할 것이다. 덴마크국립직업보건연구소는 최근 10세 초등학생 100명을 대상으로 아침식사와 학습 능력의 상관관계를 연구했다. 그 결과 아침밥을 먹은 학생들이 굶은 학생에 비해 시험에서 실수가 적었고 문제 처리 속도 또한 매우 빨랐으며 체육활동에서도 뛰어나게 좋은 결과를 보인 것으로 나타났다.

코펜하겐에 있는 이 연구소의 데이비드 와이언 박사는 아침식사 대용으로 곡류가공식품을 먹은 그룹과 영양 권장량에 미치지 못하는 저열량 식사를 한 그룹으로 나누어 2주일 동안 연구했다. 그 결과 아침밥을 먹은 그룹이 덧셈과 숫자 확인 테스트에서 문제 처리 속도가 눈에 띄게 빨랐던 데 비해 아침을 제대로 먹지 않은 그룹은 오전수업 내내 기분이 좋지 않았다고 응답한 경우가 많았다고 한다.

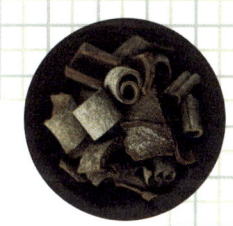

아침밥을 먹은 경우 수학이나 논리학처럼 집중력이 필요한 과목에서 실수가 적었고 창조력을 측정하는 오픈 테스트에서도 역시 아침밥을 먹은 쪽이 정답을 더 많이 찾아냈다. 아침식사는 밤 사이 공복 상태로 지낸 사람의 몸이 원하는 에너지 요구량을 채우는 데 꼭 필요하다는 결론이다.

아침식사를 거르면 허기와 피로로 인해 학습에 대한 흥미를 잃게 되며 필요 없는 스트레스에 시달리게 된다. 일반적으로 두뇌의 에너지원인 포도당이 부족하면 언어 능력, 집중시간, 정보 회상력과 이용력 같은 기초적인 학습 기술에 영향을 미쳐서 결국은 학습 능력을 떨어뜨리게 된다는 것이다.

가벼운 빵 한 조각이나 우유 한 잔으로는 아침식사가 될 수 없다. 두뇌가 요구하는 아침식사는 뇌 활동을 위한 에너지원인 포도당을 많이 함유한 밥이나 빵, 곡류이다.

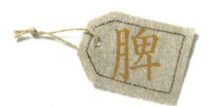

내장은 왜 밑으로 쏟아지지 않을까?

각 장부에는 모두 제 기능을 할 수 있도록 하는 독특한 성질의 기운이 있다. 가령 심기^{心氣}는 혈액순환의 동력이 되고, 폐기^{肺氣}는 퍼지면서 밑으로 내려가며, 비기^{脾氣}는 위로 올라가 퍼지는 등이다. 비기가 위로 올라가 퍼진다는 것의 중요한 의미는 음식물에서 얻어낸 정^{精}을 폐와 심장으로 올려 보내 전신으로 퍼뜨린다는 데 있다.

우리 몸속의 기관들이 밑으로 쏠리지 않고 제자리를 잡고 있는 것 또한 비기가 위로 끌어올려 받치는 역할을 하고 있기 때문이다. 따라서 비가 제 기능을 못하면 우리 몸의 내장이 제 자리를 잃고 내려앉는 하수^{下垂}가 생긴다. 위가 처지는 위하수^{胃下垂}, 신장이 처지는 신하수^{腎下垂}, 자궁이 처지는 자궁탈수^{子宮脫水} 같은 것들이다. 이 경우 설사가 오래 지속되면 치핵이 밑으로 빠지는 탈항^{脫肛}이 나타나기도 한다.

비는 또한 혈액이 흘러야 할 곳에 흐르게 하는 역할을 한다. 심장이 피를 온몸으로 돌리는 엔진이라면, 비는 정^{精}을 통해 피를 만들어내는 원천이자 피가 제 갈 길을 벗어나지 않게 다스린다. 즉 심과 비가 제대로 협력플레이를 펼쳐야 혈액의 생성과 순환이 제대로 이루어진다는 뜻이다. 만약 비에 이상이 생겨 심장과의 조화가 깨지면 피가 원래 흘러야 할 곳에서 벗어나 피하출혈이 생기기도 하고 대소변에 피가 섞이거나 월경의 양이 지나치게 많아지는 등 여러 종류의 이상 출혈이 나타난다.

여기에서 여러 종류의 신비한 연관성을 찾아낼 수도 있다. 비를 상하면 입맛이 떨어져 잘 먹지 못하게 되고, 이 상태가 지속되면 결국 우리 몸의 기혈이 모두 약해진다. 그러면 심장도 기혈이 딸려 인체에 제대로 영양을 공급할 수 없게 되고, 이는 다시 비에 악영향을 미친다. 심이나 비의 어느 한 쪽에 이상이 생기면 결과적으로는 양쪽 다 상하게 된다는 뜻.

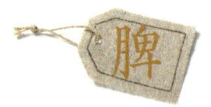

입맛과 살의 근원

음식과 물에서 기혈을 만들어내 생명의 근원이자 기혈의 원천이라고 불리는 비. 몸속에 숨어 있는 비의 상태를 눈으로 확인하는 방법에는 무엇이 있을까?

비의 상태를 드러내는 첫 번째 표지, 입
입은 바야흐로 비가 맡고 있는 소화·흡수가 시작되는 부분이라고 할 수 있다. 물론 병자들은 링거를 맞고 코로 영양을 공급받기도 하지만, 정상적인 상태라면 모든 음식물의 섭취는 입에서 이루어지기 때문이다. 폐에 뚫린 구멍이 코라면, 입은 비에 뚫린 구멍인 셈이다. 입맛이나 식욕은 비뿐 아니라 위의 기능과도 밀접한 관계를 지닌다.

비위가 건강하면 입맛이 정상이고 식욕도 좋아지지만, 그렇지 않으면 입이 심심하고 입맛이 없으며 입이 달거나 쓰게 느껴지는 등 맛을 느끼는 데 장애가 생긴다. 물론 식욕도 떨어진다.

비는 입맛이나 식욕뿐 아니라 입술의 색도 결정한다. 입술이 붉고 윤기가 있는 것은 우리 몸속에 기혈이 충분하다는 것을 나타낸다. 기혈의 원천은 비이므로 입술은 비의 건강을 한눈에 알아볼 수 있도록 해주는 지표가 된다.

비의 상태를 드러내는 두 번째 표지, 살

비가 건강해 온몸에 적절히 살이 붙어야 사지에 힘이 있고 건강을 유지할 수 있다. 불규칙한 식사나 과로 등은 모두 비에 좋지 않은 영향을 미쳐 배가 묵직하고 설사를 하게 되며 사지가 나른해진다. 살이 찌고 살이 빠지는 것은 비의 소화·흡수 기능과 밀접히 연관되므로 비기가 약하면 살이 빠지고 심하면 근육까지 위축되어 활동조차 하지 못할 정도가 되기도 한다.

소화·흡수에 이상이 생기면 자연히 팔다리도 뜻대로 움직이기 어렵다. 비가 건강해야 몸이 가볍고 움직임이 힘차고 활발해지는 것이다. 비가 건강하지 못하면 사람은 자연히 맥이 빠져 움직이는 것을 귀찮아하게 된다. 입맛이 없어 밥을 잘 먹지 않거나 먹어도 소화도 안 되고 설사까지 하는데 힘이 펄펄 넘쳐 움직일 사람은 없다.

다이어트의 기본은 적게 먹고 운동을 하는 것. 그러나 무턱대고 먹는 양을 줄이면 생명 유지의 기본인 에너지 공급이 줄어들고 결국 기혈이 부족해져 운동을 할 힘도 없고 운동을 해도 빨리 지치며 입술은 마땅히 지녀야 할 색과 윤기를 잃어버린다. 다이어트를 결심하더라도 결코 비위의 기능을 상하게 할 정도로 무리해서는 안 된다. 단순히 살만 빠져 혈색 하나 없는 볼품없는 말라깽이가 되는 것을 원하지 않는다면 말이다.

재미있는
오장 한의학

생각하는 비, 침 흘리는 비

오장과 관련이 있는 오지五志, 그중 비의 지志는 생각한다는 사思입니다. 앞서 사람의 정신과 의식, 정서를 책임지는 것이 심장이라서 '신명의 심'이라고 했는데, 생각한다는 것은 곧 의식과 연결이 됩니다. 그래서 한의학에서는 "생각이 비에서 시작되어 심장에서 결정된다"고 한답니다.
파스칼이 사람을 '생각하는 갈대'라고 표현했듯이, 생각한다는 것은 사람의 본성이라고 할 수 있습니다. 아주 정상적인 활동이죠. 그러나 생각이 너무 많으면 몸에 좋지 않은 영향을 미치고, 특히 비의 기능을 방해합니다. 신경 쓸 일이 많을 때 입맛이 없고 소화도 잘 안 되고 잠을 이루지 못하던 경험은 누구나 한 번쯤 있는 일입니다. 이는 지나친 생각이 비의 기능을 저하시키기 때문입니다.
그리고 침. 침은 항균작용을 가지고 있어 입안을 청결하게 유지하고 소화효소로 음식물의 소화를 돕습니다. 사람들이 상처가 난 곳에 침을 바르는 것과 동물이 상처를 핥는 것은 비슷한 행동인 것이죠. 음식을 먹을 때는 음식을 부드럽게 하고 소화시키기 위해 침이 많이 분비되는데, 비와 위의 기능이 제대로 조화되지 않으면 침이 너무 많아져 흐르는 경우가 생기기도 합니다.

脾

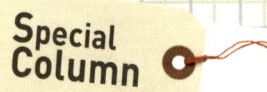

◯ 입술과 입맛에 숨은 건강

입술 입술이 탈색된 듯 허옇게 된 것은 혈血이 부족하다는 뜻이다. 특히 월경의 양이 많거나 월경 기간이 너무 길어졌을 때 입술색이 탈색되는 경우가 있는데, 이때는 급하게 서둘러서 치료를 해야 한다.

입술이 푸른 것은 몸이 냉冷하기 때문이다. 몸이 차면 소화도 잘 안 되고 장이 나빠서 설사를 하기도 한다. 한랭성 두드러기라 해서 추운 곳에만 나가면 두드러기가 나서 고생하는 경우도 있다. 여성은 특히 냉한 것이 좋지 않은데, 이것이 불임의 원인이 될 때가 있다.

입술이 붉은 것은 위열胃熱 때문이며, 배고프면 잘 참지 못하고 음식을 급하게 먹기 때문에 위장병이 생기기 쉽다. 특히 손바닥에 열이 있으면 위장이 나쁜 것이다. 30~40대의 남성들은 성생활 과다에 의한 경우도 있다. 이때는 땀을 많이 흘리고 항상 피곤하며 허리가 아프면서 어지러운 증상이 찾아온다.

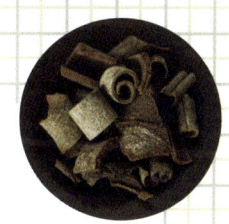

입맛 입맛이 유난히 달게 느껴지면서 자꾸만 먹을 것을 찾게 되는 것은 비장에 열熱이 있어서이다.

입맛이 쓰면서 입안이 자주 헐면 심장에 열이 있다는 증거이다. 간에 열이 있어도 입맛이 쓴데, 이것은 간에 열이 쌓이면 담즙이 새어나오기 때문이다. 간담의 문제에 의해 입맛이 쓴 사람들을 보면 대체로 결단력이 부족하여 잡생각이 많고 화를 잘 내는 경향이 있다.

음식을 먹고 났을 때 신물이 많이 올라오는 것은 간에 열이 있어서이다. 간기가 비장의 기운을 억누르기 때문에 입맛이 시어지는 것이다. 평상시 화를 많이 내거나 스트레스를 많이 받는 사람들에게서 주로 나타난다. 그리고 폐에 열이 있으면 입맛이 맵다.

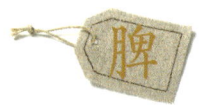

비의 파트너는 위

음^陰인 비와 짝을 이루는 양^陽의 부^腑는 위장이며, 오행학설에 따르면 이 둘은 모두 흙, 즉 토^土에 속한다. 흙이 세상 만물을 길러내듯 비위가 우리 몸 전체에 영양을 공급하기 때문이다.

지나가는 사람들을 붙잡고 제일 먼저 떠오르는 소화기관을 말해보라고 하면 아마 위라고 대답할 것이다. 그만큼 위는 사람들의 머릿속에 소화기관의 대표주자로 자리 잡고 있다. 그러니 소화가 잘 안 될 때 가장 먼저 의심하는 것도 위장병이다. 속이 쓰리거나 배가 더부룩하거나 배가 아플 때 가장 먼저 떠오르는 것도 위장병이다. 뱃속이 곧 위라고 생각하기 때문이다. 정확히 말하면 위는 윗배에 속한다. 정상적인 위치의 위는 가슴 바로 밑부터 왼쪽으로 치우쳐 배꼽 바로 위까지 자리를 잡고 있다. 쉽게 생각하면 배꼽을 중심으로 위로는 위, 밑으로는 장이라고 볼 수 있다.

위는 폐 바로 밑에 놓여 있는 튼튼한 주머니이다. 위벽은 신축성이 있는 근육으로 이루어져 있으며 위가 비어 있을 때는 내벽이 주름져 있다. 위가 가득 차면 25센티미터로 늘어나서 1.5리터 이상의 음식물을 담을 수 있다. 위로 들어간 음식물은 약 3시간 동안 위 속에 머물게 되는데, 이 시간 동안 음식물은 소화를 돕는 효소와 섞이게 된다. 평상시의 위는 괄약근이라는 고리 모양의 근육에 의해 닫혀 있고, 괄약근이 열리면 소량의 음식물이 소장으로 방출된다. 이때 위는 소장이 흡수하기 충분한 양만큼만 내려 보내야 하는데, 이것은 매우 중요한 작용이다.

위의 첫 번째 역할은 음식을 받아들이는 데 있다. 모든 음식은 입을 거쳐 식도로 넘어가 위로 모인다. 그래서 위를 거대한 곳간이라는 의미로 대창大倉이라고 하거나 물과 곡식이 바다를 이룬다고 해서 수곡지해水穀之海라고 부른다.

앞뒤가 막힌 사람, 조금은 둔한 사람을 두고 우리는 밥통 같은 사람이라는 표현을 쓴다. 여기에서의 밥통은 전기밥솥 같은 것이 아니라 위를 말한다. 음식이 뜨겁거나 차갑거나 많거나 적거나 위는 달다 쓰다 말 한 마디 없이 묵묵히 받아들여 소화되기 쉽도록 만든다. 위가 우직한 소처럼 무작정 일만 하는 것처럼 보이기 때문에 이런 말이 생겼겠지만, 위는 사실 매우 예민한 기관이라 위에 이상이 생겨 음식을 받아들이는 데 지장이 오면 금세 입맛이 떨어지고 헛배가 부르기도 한다.

위의 두 번째 역할은 초보적이면서도 본격적인 소화 작용이다. 위는 각종 음식물들을 우리 몸이 사용할 수 있는 에너지로 변화시키며, 이 에너지는 비의 도움을 받아 전신으로 분포된다. 위에서 미처 소화되지 않은 음식물들은 소장으로 전달되어 소장에서 다시 소화 과정을 거치게 된다. 위에 이상이 생겨 소화를 잘 시키지 못하면 음식이 밑으로 내려가지 않아 배가 붓고 아프거나 냄새가 좋지 않은 트림이 난다.

위가 음식을 받아들이고 소화시켜 우리 몸에 필요한 에너지를 만들어내는 데는 반드시 비의 도움이 필요하다. 특히 위가 음식물을 소화시켜 영양분을 만들어놓아도 비가 그 영양분을 온몸으로 전달하지 않는다면 애써 만들어놓은 정精도 쓸데가 없어진다. 먹어야 산다는 것은 만고의 진리이고, 옛사람들도 이 중요성을 일찌감치 알아서 사람이 태어난 이후로 생명의 근원이 되는 것은 비위라

하여 비위를 '후천지본^{後天之本}'이라고 했다.

심장이 임금이고 폐가 정승이라면 비위는 호판대감이다. 호조 판서는 나라의 재정을 총괄하는 직위인데, 『황제내경』에는 이와 같은 뜻에서 비위를 창름지관^{倉廩之官}이라고 했다. 나라의 곳간을 맡는 관리라는 뜻이다. 국가가 세금을 거두어 나라 살림을 꾸려나가는 것이 마치 비위가 음식물을 받아들이고 소화시켜 온몸으로 적절히 전달하는 것과 같다는 의미이다.

위의 기능과 기운을 일컫는 위기^{胃氣}는 사람이 나고 자라는 것의 근본이므로 매우 중요하다. 옛 의서에는 "위기가 있으면 생기가 있고 위기가 없으면 생기가 없다. 생기가 있으면 살고 생기가 없으면 죽는다"고 했고, "음식을 먹지 못하면 죽는데 위기가 없어도 죽는다"고 했다.

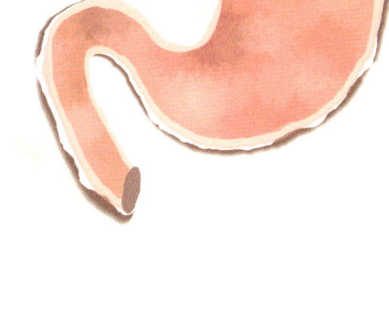

위기의 강약은 죽느냐 사느냐의 갈림길이 될 수도 있으므로, 치료의 중요한 원칙 중 하나는 위기를 보호하는 것이다. 동물의 경

우 죽을병에 걸렸을 때 어찌됐건 계속 먹으려고 하면 살 가능성이 높아지지만, 먹을 것을 줘도 반응을 보이지 않으면 치료가 어렵다. 사람도 마찬가지로 맥을 짚었을 때 위기가 약해지지 않았으면 약을 써도 효과가 좋고, 반대의 경우는 효과가 더디게 나타난다.

위는 음식을 소화시키고 소장으로 내려 보내며, 또 소장에서는 이를 한층 더 알뜰히 흡수해 찌꺼기를 대장으로 내려 보낸다. 대장에서는 쓸모없게 된 것들을 밑으로 보내 대변으로 배출시킨다. 이 모든 과정을 통해 알 수 있듯이, 위기는 밑으로 내려가 통하는 성질을 가지고 있다. 밑으로 내려가는 위기와 위로 올라가는 비기가

Checklist ○ 위를 괴롭히는 것들

- [V] 정신적·육체적 스트레스
- [V] 스테로이드제나 강압제, 아스피린의 과다복용
- [V] 카페인이 든 음료나 맵고 짠 음식
- [V] 음식을 너무 빨리 먹는 습관
- [V] 고열이나 만성질환으로 저하된 면역력
- [V] 건강식품 과다복용

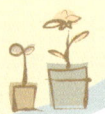

협조해 음식의 소화와 흡수, 전달 기능을 완성하는 것이다.

위기가 밑으로 내려가는 성질을 잃게 되면 일차적으로는 소화 전반에 문제가 생기고, 결과적으로는 인체의 모든 기능에 영향을 미치게 된다. 입맛이 없고 배가 답답하고 심지어 메스껍고 토하기까지 하는데 건강이 유지될 리가 없기 때문이다.

위의 부담을 덜기 위해서는 때맞춰 식사를 하고 식사를 할 때는 조금씩 오래 씹어서 삼켜야 한다. 우리가 밥통을 둔하다고 하지만 위의 기능을 과신한 나머지 음식을 너무 많이 먹으면 위는 운동을 멈춰버릴 수도 있다. 흔히 '체했다'고 하는 것이 바로 이런 상태를 말한다. 밥통 같은 사람이란 실제로 밥통에게 고통을 주는 사람이라고 할 수 있다.

배가 고플 때 통증을 느끼는 사람도 있다. 위에 심한 위축이 일어나기 때문이다. 위가 오래 비어 있으면 위축이 일어나 통증을 느끼게 되는 것이다.

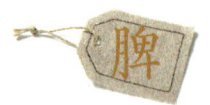

내 속을 갉아먹는 신경성 위장병

　사람들이 흔하게 겪는 증상 중 하나가 속 쓰림이나 더부룩함 등의 소화불량 증상이다. 심하면 트림이 계속 나고 뱃속이 쥐어짜는 듯 아프지만 정작 병원에 가면 특별한 원인을 찾아주지도 않고 그저 신경성이라는 말만 반복해서 돌아올 뿐이다. 진찰을 해도 특별히 병이 발견되지 않아 꾀병 취급을 받기 일쑤지만, 환자는 분명 소화에 관한 여러 불편한 증상을 겪고 있다.
　성인 중 1/4이 겪었다는 조사 결과가 있을 정도로 자주 볼 수 있는 신경성 위장병의 정식 명칭은 기능성 위장장애로, 증상은 다양하지만 대개 소화와 관련된 것들이다.

윗배가 아프거나 속이 불편하고 소화가 잘 되지 않는다. 조금만 음식을 먹어도 금방 배가 부르고 식후에는 배에 가스가 차는 것 같은 느낌이 오며, 속이 메스껍고 입 냄새가 나거나 속이 쓰리고 구역질이 난다. 증상들은 복합적으로 나타나기도 하고 한 가지만 나타나기도 한다. 또 시간과 주변 환경에 따라 증상의 정도가 달라지기도 한다.

이런 증상이 생기는 원인은 위의 점막이 위산이나 음식물에 예민하게 반응하거나, 접수한 음식을 밑으로 내려 보내는 운동 능력이 떨어져 있기 때문이다. 유전적으로 위장 기능이 약한 사람도 있지만, 대부분은 자극적이거나 불규칙한 식생활, 운동 부족, 음주 및 흡연 등이 원인이다. 정신적인 스트레스 역시 소화를 방해하고 위산 분비를 촉진시켜 속 쓰림 등을 악화시킬 수 있다. 특히 직장인은 이 요건들에 모두 해당되는 경우가 많아 기능성 위장장애가 더욱 잘 나타난다.

젊은 사람들의 경우 증상의 정도와 관계없이 대부분 기능성 위장장애나 가벼운 위염이 많다. 하지만 40대 이상이면서 이런 증상이 계속 나타난다면 내시경 검사를 받는 것이 좋다. 물론 기능성 위장장애 또는 십이지장궤양이나 위궤양, 위염 등일 가능성이 높지만, 위암 발생률 1위를 달리는 대한민국이니만큼 검사를 통해 확실히 짚고 넘어가야 한다. 암은 유전적 소인도 중요하므로 나이와는 별개로 가족 중에 위암에 걸린 사람이 있었다면 역시 검사를 받아야 한다.

기능성 위장장애가 위암 같은 심각한 질환으로 진행되는 것은 아니지만, 몸도 불편하고 생활에도 영향을 미치므로 개선이 필요하다. 기능성 위장장애로 진단을 받았다면 약을 먹기에 앞서 식습관을 포함해 생활습관을 고치려고 노력하는 것이 중요하다. 약을 먹으면 일시적으로 증상이 개선될 수는 있지만, 생활습관이 바뀌지 않으면 다시 같은 증상이 생기기 때문이다.

위장을 건강하게 하려면 흔히 맵고 짠 것을 먹지 말아야 한다고 생각하는데, 사실 그보다 더 중요한 것이 있다. 천천히, 적게, 자주 먹는 것이다.

식사를 할 때는 음식물이 입안에서 잘게 부서지고 침과 충분히 섞일 수 있도록 충분히 씹어야 한다. 대개 20번 이상 씹어야 음식이 골고루 잘 부서져 위의 부담이 적어진다. 천천히 먹어야 하는 이유는 이뿐만이 아니다. 사람은 밥을 먹고 바로 배가 부르다고 느끼지 못한다. 첫술을 뜨고 한 20분은 지나야 뇌에서 '배가 부르다'는 신호를 보내기 때문이다. 실제로 배가 차는 것과 스스로 배

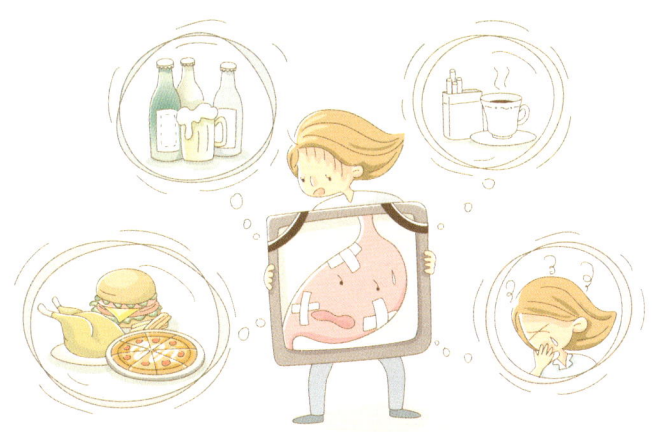

가 부르다고 느끼는 데 시간차가 생긴다는 것이다. 따라서 배가 고픈 상태에서 급하게 밥을 먹으면 과식을 하기 쉽다.

과식을 해서 위에 음식물이 가득 차버리면 위의 운동 기능이 떨어져 통증이 생기기 쉽다. 여기에 식사시간까지 불규칙하면 소화 효소를 분비하는 기관들이 혼란에 빠져 소화가 제대로 되지 않아 속이 항상 더부룩하고 속 쓰림이 심해질 수 있다. 흔히 우리가 '체(滯)했다'고 표현하는 것은 위에서 소장으로 순조롭게 소화되어 내려가야 할 음식물들이 막혀 있다는 데서 나온 말이다.

흡연과 음주도 위장 기능을 방해하는 습관이므로 피해야 하며,

온종일 앉아서 일하는 사무직 종사자는 되도록 걷기 등과 같은 유산소 운동을 하루 30분~1시간 정도는 하는 것이 좋다. 평소 조금 모자란 정도로 식사를 하고, 고기보다는 생선류를 먹는 것이 좋다. 음식의 간은 싱거운 것이 좋고, 아침은 챙겨 먹고 잠자리에 들기 두 시간 전에는 아무것도 먹지 않는 습관을 들이자.

위는 문제도 잘 발생하지만 또 그만큼 치료도 잘 되는 기관이다. 사람들은 속이 비어 쓰릴 때는 뭔가 조금 먹어야 낫는다는 것을 알고, 속이 불편하면 죽을 먹거나 한 끼 정도 거르면 괜찮아진다는 것을 안다. 워낙 자주 겪는 일이다 보니 스스로 간단한 해결 방법 한두 개 정도는 가지고 있는 것이다.

한의학에서는 위장병을 크게 세 종류로 나누어 치료한다. 우선 첫째는 심인성. 정신적인 원인으로 발생하는 위장병으로, 흔히 말하는 신경성인 셈이다. 이 경우 맥박이 고르지 못하고 가슴이 두근거리며 기억력 감퇴, 신경과민, 불면증 등의 증상도 같이 나타날 수 있다.

두 번째는 복잡하게 생각이 많고 늘 피로하며 만성 위장질환을 오래 앓은 후에 오는 상비성傷脾性 위장병이다. 말 그대로 비가 상해서 오는 위장병이다. 이 경우 피로로 항상 무기력하며 머리가 무겁고 안색이 누렇게 되면서 몸이 마르는 증상이 나타날 수 있다.

간담성^{肝膽性} 위장병도 있다. 분노나 놀람, 과도한 성생활이 원인으로, 소화불량 외에도 미열이 났다가 오한이 오는 상태가 반복적으로 나타난다.

현대의학에서는 염증이나 궤양 같은 위장의 실질적인 병변과 관련이 없는 위장질환을 신경성 위장병이라고 말하지만, 한의학에서는 좀 다르다. 한의학은 위장병의 원인이 정신적인 것, 즉 스트레스에 있다면 모두 신경성 위장병에 해당한다고 본다. 위에 염증이나 궤양이 있어도 그 원인이 스트레스에 있다면 염증이나 궤양 치료뿐만이 아니라 스트레스와 관련된 원인을 해결하는 치료를 한다는 뜻이다. 따라서 한의학에서의 신경성 위장병 치료법은 만성 위염, 역류성 식도염, 위십이지장궤양, 위하수 등의 치료와도 깊은 관련이 있다.

Special Column

○ 소음인과 위장병

소음인은 위장 기능을 제일 약하게 타고난 체질이므로 소화가 잘 안 되거나 명치 밑이 아프며 속이 더부룩한 경우가 많다. 소음인은 신경성 위장병을 비롯하여 위염이나 위하수, 위십이지장궤양 등의 각종 위장병에 시달릴 가능성도 높다.

침착하고 소심한 성격을 지닌 소음인은 신경을 많이 쓰거나 기분 나쁜 감정을 풀지 못하고 속에 담아두고 있는 경우도 많고 정신적 스트레스가 남다르므로 이런 것도 위장병을 잘 일으키는 요인이 된다.

또한 소음인은 속이 냉하여 찬 성질의 음식을 먹으면 쉽게 설사를 일으킨다. 음식이 위에서 소화가 잘 되지 않을 뿐 아니라 장에서 흡수도 잘 되지 않는다. 여름철에 날씨가 무더울 때 속을 차게 하는 냉면이나 생맥주, 참외, 밀가루 음식, 보리차 등을 먹으면 위장에 많은 무리가 올 수가 있으므로 반드시 피해야 한다.

위장 기능이 약한 사람은 평소에 밀가루 음식을 많이 먹으면 신물이 나거나 속이 거북하고, 기름진 음식을 먹으면 소화도 잘 되지 않는다. 위장이 약한 소음인 체질은 음식의 영향을 유난히 많이 받게 되어 있다. 따라서 늘 따뜻한 음식을 먹되 과식하지

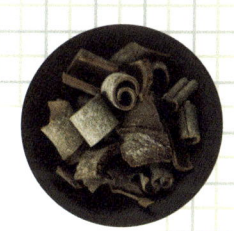

않도록 하며 일정한 시간에 일정량의 음식을 먹는 규칙적인 식습관을 갖도록 노력해야 한다. 짜고 매운 자극적인 음식을 피해야 함은 물론 평소 위에 도움이 되는 찹쌀밥을 즐겨 먹는 것이 좋으며, 감자와 양배추를 날로 먹거나 살짝 데쳐 먹는 것도 많은 도움이 된다.

사소한 일들은 빨리 잊고, 항상 마음을 너그럽고 즐겁게 가지는 자세가 소음인의 위장병 예방에 더더욱 필요할 것이다.

비장과
관련된 증상, 이렇게 풀자

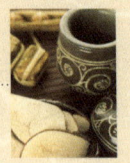

비장을 튼튼하게 하려면 감잎차를 자주 마셔야 한다. 감잎차는 비타민C의 보고이다. 감잎은 농약을 뿌리지 않은 자연 그대로의 잎을 채취하는 것이 중요하며, 5~6월 사이의 신선한 어린잎을 채취하는 것이 좋다. 8월이 지나면 맛도 떨어지고 비타민C 함유량도 30%가량 줄어든다.

성분의 손실 없이 마시려면 물에 넣어 같이 끓이지 말고 뜨거운 물에 잎을 넣고 1~15분가량 두어 우려서 마시는 것이 좋다. 다른 차와 함께 마시면 효력이 떨어지므로 감잎차를 마실 때는 다른 차를 마시지 않는 것이 좋다. 1회 분량은 열탕 1잔에 감잎 2~3g이 적당한데, 마시는 사람의 구미에 맞도록 분량을 가감해도 좋다. 설탕을 넣지 말고 그냥 마시거나 벌꿀을 한 스푼 타는 것도 좋다.

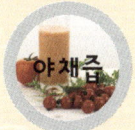
바쁜 생활에 쫓겨 식사를 자주 거르다 보면 위장병에 걸리기 쉽다. 이런 경우에 야채 생즙을 내어 마시면 위장병을 호전시킬 수 있다. 감자, 당근, 사과, 인삼의 네 가지 즙이 모두 위에 도움이 되지만 특히 감자는 위를 보호하고 활력을 준다. 감자는 껍질을 벗기지 않은 것을 써야 한다.

감자 1/2개, 당근 1/2개, 사과 1/4개, 인삼 한 뿌리를 준비하여 부드러운 순서대로 강판이나 믹서에 갈아 아침 공복에 마시면 된다. 적어도 보름 이상 꾸준히 섭취해야 효과가 있고, 위염뿐 아니라 미용에도 좋다.

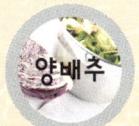
일에 쫓기다 보면 식사 때를 놓쳐 식생활의 리듬이 깨져 병을 일으키는 경우가 종종 있는데 위궤양도 그중 하나라고 할 수 있다. 양배추 즙은 소화기관의 벽을 보호하고 영양분을 공급해주며 섬유질이 있어 변비에도 좋은 역할을 한다. 특히 양배추에는 비타민A, B1, B2, C, K, U 그리고 칼슘, 인, 철, 엽록소 등이 풍부해 궤양뿐만 아니라 평소에도 권장

할 만한 야채이다.

중간 크기의 양배추 1/2개를 깨끗이 씻어서 갈아 생즙을 낸다. 이것을 아침 식전, 저녁 잠들기 전, 공복에 장기 복용한다.

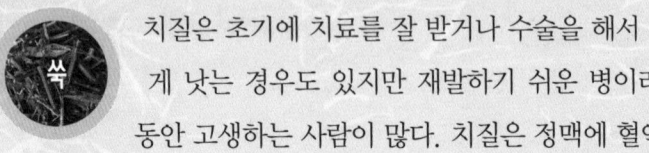
치질은 초기에 치료를 잘 받거나 수술을 해서 깨끗하게 낫는 경우도 있지만 재발하기 쉬운 병이라 오랫동안 고생하는 사람이 많다. 치질은 정맥에 혈액이 모여 뭉친 것인데 환부를 따뜻하게 해주어야 한다. 쑥을 태운 따뜻한 연기를 쏘이면 혈액순환이 되어 치핵이 풀어진다. 예전에는 요강에 쑥을 태워서 치질을 치료했는데 요즈음은 불에 타지 않는 용기면 어느 것이라도 괜찮다.

쑥 한 줌을 태워서 약 15분 정도 환부에 쪼이면 된다. 꾸준히 치료를 하면 두 달 동안 진물이 흐르다가 두 달이 넘어서면 그 증세가 그치면서 낫기 시작한다. 하루 세 번 하는 것이 좋다.

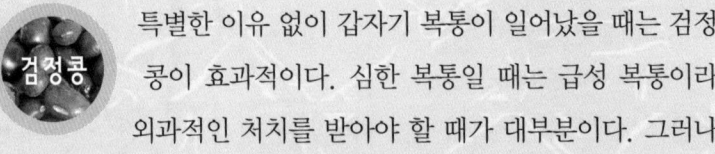
특별한 이유 없이 갑자기 복통이 일어났을 때는 검정콩이 효과적이다. 심한 복통일 때는 급성 복통이라 외과적인 처치를 받아야 할 때가 대부분이다. 그러나 가볍게 체해서 오는 복통의 경우는 검정콩을 소주에 달여 마시면 해독작용과 소화작용이 있어 통증이 사라질 수도 있다.

　잘 볶은 검정콩 두 줌과 소주 1~2홉을 반으로 줄 때까지 달인다. 소주의 알코올 성분은 끓으면서 없어지기 때문에 마시는 데 지장이 없다.

🫘 비장을 건강하게 하는 한약 처방

소체환

　『동의보감』, 『방약합편』에 수재되어 있는 우리 고유의 전통처방에 향부자, 견우자, 오령지와 다른 약재들을 배합하여 만든 소체환은 과음·과식으로 생기는 식체, 소화불량, 위부팽만감, 위통 등에 탁월한 효과를 나타내며, 특히 우리 체질에 적합한 한방생약제제로 만든 환제이다.

　소화기의 이상은 주로 불규칙적인 식생활과 자극적인 음식, 과음·과식이 원인이 된다. 이와 같은 일이 반복되면 위장에 부담을 주어 비위기능이 약해지고 병이 생기게 된다.

　『동의보감』과 『방약합편』의 기록을 살펴보면 "소식, 소주, 소수, 소기, 소비, 소장, 소종, 소적, 소통한다. 곧 주체와 식체를 겸한 사람에게 사용하며 특히 복창만 되어 통증이 있고, 촉진으로 적積이 있을 때보다 효과가 있다"라고 기술되어 있다.

총명탕   총명탕은 일종의 보약으로 학습능률이 떨어지거나 두통, 불면증, 우울증, 소화기 장애 등 수험생 증후군에 시달리는 학생들을 위한 처방이다. 부족한 체력을 보충해 두뇌 활동을 최대한 활발하게 해주는 것이다.

총명탕의 유래를 보면 예전에 주자가 지어 먹고는 하루에 1,000권의 책을 외웠다는 주자독서환이 있고, 공자가 기억력을 높이고 체력을 키우기 위해 먹었다는 공자대성침중방도 있다. 또 과거를 준비하던 선비들이 먹었다던 장원환도 있다.

이런 처방에 얽힌 얘기들을 그대로 다 믿을 수야 없겠지만, '눈과 귀를 총명하게 하는 약재'란 원래 건망증을 치료하고 귀가 어두워지는 것을 막아주는 약재들이다.

수험생이 손과 발에 힘이 빠지고, 말소리가 작아지고, 눈에 힘이 없다고 하며, 입안에 흰 거품이 생기며, 음식 맛을 못 느끼고, 뜨거운 음식만 좋아하고, 배꼽 부위가 띈다고 하는 등의 증상을 호소하면 한의사와 반드시 상담을 해야 한다. 이럴 때는 수험생의 체질과 몸 상태에 따라 인삼, 숙지황 또는 녹용을 쓰는 식으로 다양한 처방이 나올 수 있다. 여기에 '눈과 귀를 총명하게 하는 약재'

들을 더해 온몸에서 풍성해진 기운을 그쪽으로 보내줌으로써 처방의 효능이 최대한 나타나도록 하는 것이다.

우리의 몸과 정신은 연결돼 있어 몸이 좋지 않으면 정신도 흐려져 공부를 잘할 수가 없다. 이때 몸의 부족한 부분을 보충해 최상의 상태로 만들어줌으로써 머리가 맑아지도록 하는 것이 바로 총명탕의 원리다.

평소 체질에 맞는 차를 수험생에게 마시게 하는 것도 큰 도움이 된다. 소음인이라면 인삼차와 유자차, 귤차를, 소양인이라면 녹차, 결명자차를, 태음인이라면 오미자차가 좋다. 특히 시험에 약한 태음인은 연뿌리를 많이 먹어두면 심장이 강해지는 효과를 얻을 수 있다.

사장.

肝

약한 손발톱은 **간**의 한숨

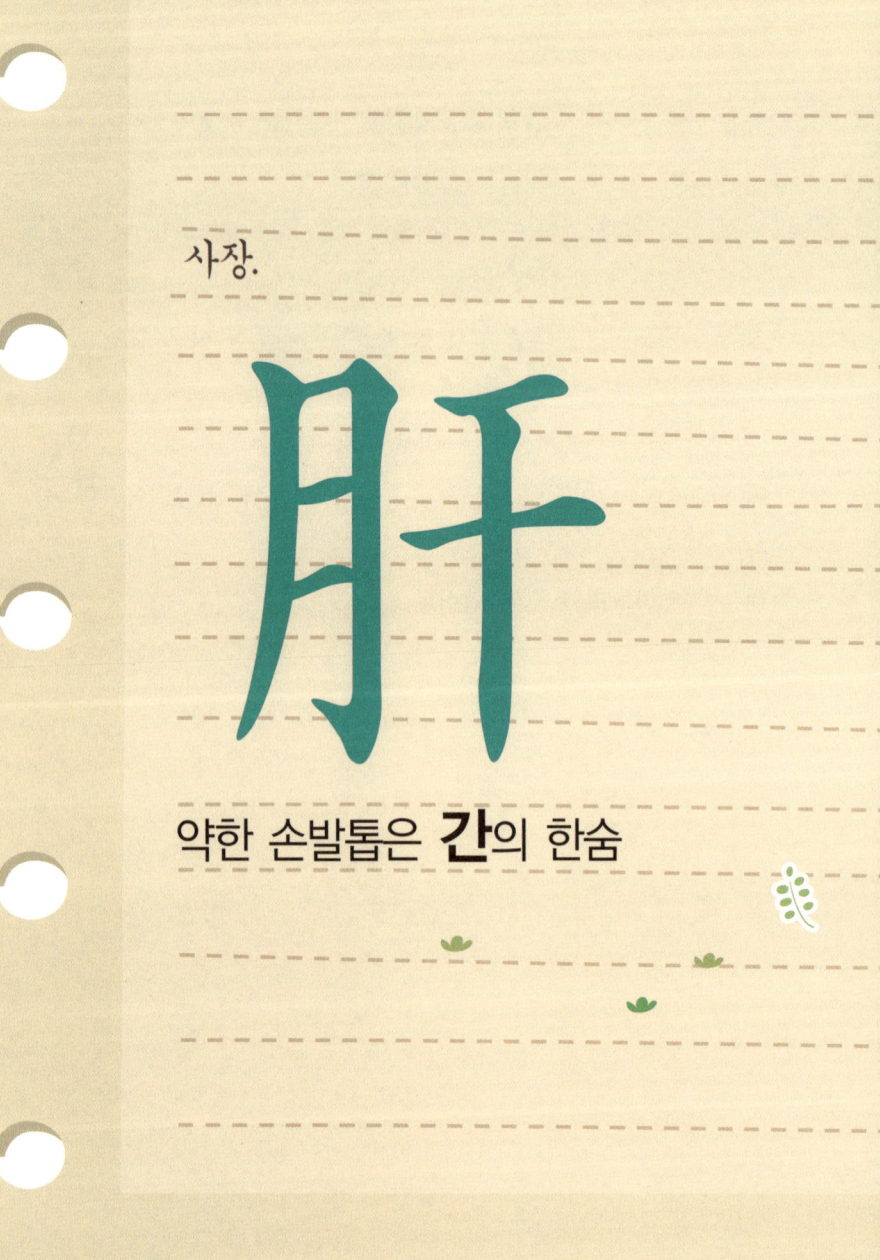

간이 튼튼하면 손발톱 또한 단단하고 윤기가 흐르며 붉은 빛을 띤다. 그러나 간이 부실해 혈액 공급이 제대로 되지 않으면 손톱 역시 얇게 마르고 변형되며 갈라지기까지 한다. 손발톱을 보면 간의 건강 상태를 대략적으로 판단할 수 있다는 뜻이다.

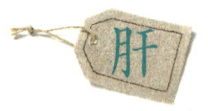

간은 오지랖의 달인

간을 강한 장기라고 해서 강장(剛臟)이라고 하는데, 상당히 많은 일을 담당하고 있으면서도 웬만해선 피곤하다는 내색 한 번 하지 않기 때문이다. 심지어 간은 기능이 70~80%가 망가지도록 별다른 증상을 나타내지 않는다. 그러나 강한 것은 부러지기 쉬운 법. 버틸 대로 버티다가 이상이 몸에 나타날 정도가 되면 이미 병이 상당히 진행된 경우가 많다.

간은 사람 몸의 내장기관 중에서 가장 큰 기관으로, 두 개의 주요 부분으로 나뉘어 있다. 큰 쪽이 오른쪽의 우엽이고, 작은 쪽이 왼쪽의 좌엽이다. 각각의 엽은 소엽이라는 작은 부분으로 구성되어 있다. 몸속을 흐르는 모든 혈액은 2분에 한 번씩 소엽을 지나가는데, 소엽을 지날 때 혈액의 조성에는 중요한 변화가 일어난다.

간은 무게가 약 1.5킬로그램에 달하고 500가지 이상의 기능을 가진 화학물질의 공장인 만큼 하는 일이 많다. 우선 간은 사람의 정서 변화에 큰 영향을 미친다. 정서, 즉 마음이나 기분의 변화는 기혈의 양이나 움직임과 큰 관련이 있는데, 우리 몸의 기와 혈을 조절하는 대표 장기가 바로 간이기 때문이다.

간이 건강해야 기와 혈이 순조롭게 운행되면서 마음이 편해진다. 만약 간이 제 기능을 못하면 우울한 기분에 빠지게 되어 성질이 괴팍해지고 노는 것에 관심이 없어지며 가슴이 답답해 한숨이 늘어난다. 반대로 간의 기운이 지나치게 강해지면 성질이 급해지고 작은 일에도 화를 내며 얼굴과 눈이 붉어지고 머리와 눈에 통증이 나타나기도 한다.

이처럼 간의 상태는 감정 변화에 중요한 영향을 미치는데, 거꾸로 감정의 변화가 간의 건강을 상하게 하는 경우도 있다. 그래서 옛 의서에는 "간은 억울한 것을 싫어한다", "크게 노하면 간이 상한다"고 기록되어 있다.

억울한 마음이 쌓이면 간의 기능이 파괴되고 기가 제대로 돌지 않아 가슴이 답답하고 한숨을 쉬며 우울해하고 화를 잘 내게 되는데, 여자의 경우는 월경에 이상이 와 심지어는 폐경에 이르기까지 한다. 분노가 지나치면 간기가 위로 치솟아 얼굴과 눈이 붉어지고 초조해하며 잠을 잘 못 이루게 되는데, 심하면 피를 토하거나 코피를 쏟기도 한다. 여기까지 보면 알 수 있듯이, 간은 우리나라 여성에게 유독 많다는 화병과 매우 밀접한 관계를 맺고 있다.

간은 소화·흡수에도 영향을 미친다. 소화·흡수의 대표기관은 비위지만, 비위가 제 할 일을 다 하려면 반드시 간의 도움을 받아야 한다. 간은 비를 도와 생성된 정精을 폐에 올려 보내며, 위를 도와 위에서 받아들인 음식물을 소장으로 내려 보낸다. 따라서 간이 제 기능을 하지 못하면 비위의 기능에도 이상이 와 배가 답답해 밥 먹는 양도 줄고 트림이 잦아지며 속이 메스껍고 토하는 증상이 생긴다.

간이 소화를 돕는 것은 간과 파트너를 이루는 담膽, 즉 쓸개를 빼놓고는 얘기할 수 없다. 한의학에서는 간의 남는 기가 모여 강한 소화 작용을 지닌 담즙이 형성된다고 한다. 담즙은 간의 작용에 의해 배출되어 소화를 돕는데, 간에 이상이 오면 담즙도 잘 분비되지 않아 비위의 기능도 떨어지고 입맛이 쓰며 옆구리가 아프고 음식이 잘 소화되지 않는다. 심하면 눈과 얼굴이 누렇게 되는 황달까지 나타나기도 한다.

"기가 잘 운행되면 혈도 순행한다"는 말이 있다. 혈액순환이 잘 이루어지려면 먼저 기가 잘 통해야 한다는 것이다. 여기에서의 기는 심기, 폐기, 비기, 간기를 모두 지칭한다. 간이 편해야 몸속의 기가 술술 통하고, 그래야 혈액순환도 순조롭다. 그런데 간에 이상이 생기면 기가 순행하지 못하기 때문에 기가 막히고, 이로 인해 피도 순조롭게 돌지 못하고 정체가 된다. 한의원에 가서 진료를 받으면 "어혈이 있다"는 말을 흔히 들을 수 있는데, 이처럼 몸속에서 정체된 피가 바로 어혈이다.

몸속에 정체된 물, 즉 담음이 각종 병을 일으킨다고 했듯이, 몸속에 정체된 피인 어혈 또한 병을 일으키는 말썽꾸러기이다. 어혈은 생기는 부위에 따라 다른 증상이 나타나지만 대개 어혈이 생기면 생긴 부위에 통증이 있고 누르면 아픈 덩어리가 생기기도 하며 안색이나 손톱에 푸르스름한 기운이 나타난다. 여자는 어혈로 월경불순이나 월경통, 폐경 등이 생길 수 있다.

간은 또한 우리 몸속 물의 흐름에도 관여한다. 원래 수액대사와 조절은 주로 폐와 비, 신이 맡고 있지만, 간이 미치는 영향도 무시할 수 없다. 이곳저곳 간섭하지 않는 곳이 없으니 참으로 오지랖 넓은 장기라 할 수 있다. 간은 기를 조절하는 작용을 통해 수액대사가 평형을 이루도록 돕는다. 따라서 간에 이상이 오면 몸에 남아도는 물이 생기고 수종이나 복수가 차오르면서 겉으로 보기에 팽팽해지는 현상이 나타난다.

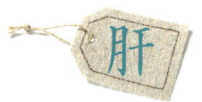

피를 저장하는 장기

　우리 몸의 피와 관련된 중요한 장기로 심장과 비, 간을 들 수 있다. 의서에는 심주혈心主血이라 하여 심장이 혈액순환을 다스리고, 비통혈脾統血이라 하여 비가 피를 구석구석으로 보내며, 간장혈肝藏血이라 하여 간이 피를 저장한다고 했다.
　간의 기능 중에는 영양소의 저장이 있는데, 이것이 바로 옛 사람들이 간이 혈액을 저장한다고 말한 것의 의미이다. 음식을 아주 조금 먹었을 때 "간에 기별도 안 간다"는 표현도 같은 뜻이다. 몸에 들어온 음식이 소화되면서 간에 저장될 만큼의 양도 안 되니 간에 기별도 안 간다는 얘기.

간에 혈액이 잘 저장되면 건강이 유지되지만, 간이 피를 충분히 저장하지 못하면 전신의 조직에 피가 부족해진다. 가령 눈에 피가 부족하면 눈이 깔깔하고 어지러우며 야맹증이 나타나기도 한다. 힘줄에 피가 부족하면 팔다리가 저리거나 마비나 경련이 오고 움직이는 것도 불편해진다. 여자의 경우는 월경의 양이 줄고 폐경이 올 수도 있다.

간이 피를 제대로 저장하지 못하면 도리어 출혈이 생기기도 한다. 간에 있어야 할 피가 길을 잃고 아무데나 나다니기 때문이다. 따라서 피를 토하거나 코피를 흘리고 월경의 양이 늘어나기도 한다.

간은 피를 저장하는 기관이니만큼 온몸에 돌아다니는 혈액의 양을 조절하는 기능도 갖고 있다. 많이 움직이거나 격렬한 운동을 할 때는 인체 각 부위에서 필요로 하는 혈액의 양도 늘어난다. 이때 간은 피를 각처에 분포시킴으로써 부족함이 없도록 조절한다. 반대로 휴식을 취하거나 마음이 편하면 인체 각 부위는 피가 그다지 많이 필요하지 않게 된다. 이때 간은 혈액의 일부를 다시 거두어들인다. 움직일 때는 피가 활발하게 돌아다니고, 쉴 때는 피가 다시 간으로 들어가는 것이다.

공부를 할 때는 두뇌회전이 활발하므로 머리로 피가 가고, 밥을 먹으면 소화 작용이 활발해지므로 위장으로 피가 간다고들 한다. 간은 피를 저장해두었다가 필요한 곳으로 제대로 공급하는 역할을 하는 셈이다.

간이 우리 몸에 돌아다니는 혈액의 양을 제대로 조절하려면 우선 혈액을 저장하는 기능이 정상이어야 한다. 은행을 떠올려보자. 은행이 돈을 충분히 보유하고 있으면 거액의 대출이나 지급도 무난하게 할 수 있다. 간도 마찬가지다. 기본적으로 저장하고 있는 피가 많아야 필요할 때 선뜻 내줬다가 회수할 수도 있는 것이다.

간이 맡고 있는 역할을 벼슬로 표현하면 장군이라고 할 수 있다. 간은 인체의 어느 부위에 피가 필요하고 혹은 언제 피를 거두어들일지 판단하고 조절한다. 이것이 마치 장수가 군사가 필요한 전선을 골라내 군대를 이동시키는 것 같다는 뜻이다. 그래서 우리는 흔히 용감한 사람을 보며 "간이 크다"고 하고, 겁이 나 잔뜩 위축된 것을 "간이 콩알만 해졌다"고 표현한다.

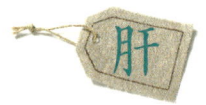

힘줄과 손발톱과 눈

군사를 적재적소에 배치하듯 몸속의 혈액을 통솔하는 장군지관將軍之官 간. 몸속에 숨어 있는 간의 상태를 눈으로 확인하는 방법에는 무엇이 있을까?

간의 상태를 드러내는 첫 번째 표지, 힘줄

온몸의 힘줄 중 발뒤꿈치의 아킬레스건은 우리 몸에서 가장 강한 힘줄이다. 아킬레스건이라는 명칭은 그리스 신화의 트로이 전쟁에 등장하는 영웅 아킬레우스에서 따온 것이다. 죽지 않는 육체를 얻었으나 오로지 한 부분, 발뒤꿈치만은 불사의 혜택을 받지 못한 아킬레우스는 결국 발뒤꿈치에 화살을 맞아 죽고 만다. 그래서 아킬레스건은 치명적인 약점을 뜻하는 표현으로 자주 등장한다.

"비주기육脾主肌肉, 간주근건肝主筋腱"이라는 말이 있다. 비는 몸의 살을 다스리고 간은 몸의 신경과 힘줄을 다스린다는 말이다. 온몸의 각종 힘줄과 신경이 원활하게 움직여줘야 동작이 자유롭고 힘이 있는데, 힘줄과 신경을 다스리는 것이 간이기 때문에 "간은 운동을 다스린다"는 말이 나왔다. 따라서 간이 제 기능을 하지 못하면 팔다리가 저리고 움직임이 불편하며 마비 또는 경련이 생기고 심지어는 사지가 뒤틀리는 등의 발작 증세까지 올 수 있다.

간의 상태를 드러내는 두 번째 표지, 손발톱

간은 혈액의 공급을 통해 힘줄과 신경을 다스리면서 또한 손발톱에까지 영양을 공급한다. 힘줄과 신경, 손발톱의 근원이 동일하므로 "손발톱은 근건의 여분"이라고 표현한다.

한동안 떠돌던 병원괴담 중에 봉숭아물을 들이면 마취가 안 돼 손톱을 뽑아야 한다는 이야기가 있었다. 일반적으로 수술 전에는 매니큐어나 화장을 지우라고 지시하는데, 아마 이로 인한 오해일 것이다. 실제로 마취 시 손톱이나 발톱이 파랗게 변하는 청색증을 통해 저산소증을 빠르게 판단할 수 있다.

간이 튼튼하면 손발톱 또한 단단하고 윤기가 흐르며 붉은 빛을 띤다. 그러나 간이 부실해 혈액 공급이 제대로 되지 않으면 손발톱 역시 얇게 마르고 변형되며 갈라지기까지 한다. 손발톱을 보면 간의 건강 상태를 대략적으로 판단할 수 있다는 뜻이다.

간의 상태를 드러내는 세 번째 표지, 눈

간에 이상이 생기면 황달이 나타난다. 황달은 눈의 흰자위나 손바닥, 얼굴 등 점막이나 피부가 노랗게 변하는 현상이다. 황달 자체는 병명이 아니라 증상을 일컫는 말이다.

눈이 사물을 볼 수 있는 것은 우리 몸의 영양분이 피를 통해 눈에 공급되기 때문이다. 광범위하게 말하면 눈의 상태는 오장육부 전반의 기능에 모두 영향을 받지만, 그중에서도 간과 가장 깊은 연관을 맺는다. 간이 피를 저장하고 눈에 전달함으로써 눈이 제 기능을 할 수 있기 때문이다.

따라서 눈을 통해 간의 병을 비교적 쉽게 판단할 수 있다. 눈이 건조하고 시력이 나빠지는 경우, 눈이 붓고 붉어지며 아픈 경우, 어지럽고 눈이 찔한 경우, 눈이 돌아가는 경우 등은 모두 간에 특정한 이상이 생겼다는 것을 나타낸다.

요즘에는 네일아트가 성행하고 심지어는 변색된 눈의 흰자위를 수술로 희게 만드는 성형까지 등장하고 있다. 손발톱에 칠하고 붙이면 겉보기에는 예쁠지 몰라도 손발톱의 건강에는 좋지 않다. 잦은 네일아트는 손톱 주변의 피부에 염증을 일으키기 쉽고 아세톤은 손발톱을 건조하게 해 손톱 자체의 윤기를 없앤다. 눈 수술의 위험성은 말할 것도 없다. 정말 예쁜 손발톱과 맑은 눈망울을 갖고 싶다면 간의 건강을 돌보아야 할 때다.

Checklist — 간에 이상이 있으면…

- [V] 오른쪽 복부에 불쾌한 느낌과 통증이 있다.
- [V] 안색이 누렇게 됐다거나 피부가 검어졌다는 소리를 듣는다.
- [V] 식용유나 참기름 냄새가 역하게 느껴져 구역질이 난다.
- [V] 주량을 줄였는데도 쉽게 취하고 술이 잘 안 깬다.
- [V] 목이나 가슴에 붉은 반점이나 별 모양의 혈관이 보인다.
- [V] 손바닥이 붉다.

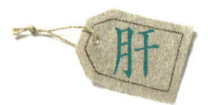

피곤하면 왜 간이 문제인가

피로가 극에 달하면 흔히 "손가락 하나 까딱하기 싫다"는 말을 한다. 그런데 손가락을 까딱하는 데 필요한 것은 무엇일까? 바로 힘줄이다. 전신의 신경과 힘줄을 담당하는 간은 인체의 모든 움직임을 통솔한다고 해도 과언이 아니다. 그렇기 때문에 『황제내경』에서는 간을 파극지본罷克之本이라 했다. 고달프고 피로한 것의 근본이라는 뜻이다.

따라서 간이 상하면 피곤하기 마련이다. 정도의 차이는 있을지언정 피로가 모든 간질환의 대표적인 증상인 것은 변함이 없다. 그러나 말을 바꾸어 "이렇게 피곤한 걸 보니 간이 좋지 않은 것 같다"라고 하면 틀릴 수도 있다. 피로를 일으키는 원인은 간질환 외에도 너무 많기 때문이다. 하다못해 어젯밤에 잠을 설친 것 때문에 피곤할 수도 있는 게 사람이지만, "피로=간의 이상"이라는 등식은 매우 오랫동안 우리를 지배해왔다.

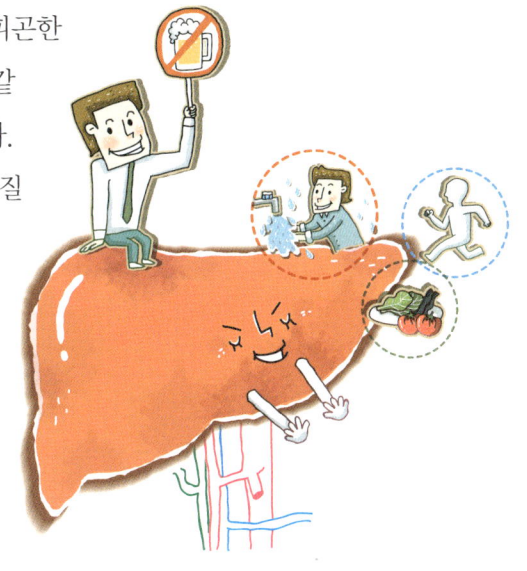

현대의학에서 간은 2,500억 개 정도의 간세포를 중심으로 한 조직학적 의미에서의 간일 뿐이다. 그러나 한의학에서의 간은 전신의 조직과 유기적인 관계를 맺고 있을 뿐 아니라 훨씬 광범위한 기능을 하는 일종의 '시스템'으로 인식된다.

피로는 일종의 복합적인 전신 불균형 상태라고 할 수 있는데, 오지랖의 장기라고 표현할 정도로 다양한 역할을 하는 간이 피로에 어느 하나의 원인이든 제공을 안 할 수가 없는 것이다. 피로를 일으키는 원인이 100가지라면, 간은 분명 그 중 몇 가지와는 관련을 지니기 마련이다.

물론 간질환이 아니어도 피곤할 수는 있지만, 전신의 균형과 일정한 항상성을 유지해야 하는 간의 역할에 이상이 생기면 당연히 피로가 따라온다. 구체적 대응책이 없는 만성피로의 치료에 손쉬운 해결책으로 채택되는 것이 한의학 이론인 까닭이 여기에 있다. 현대의학처럼 간을 하나의 독립된 기관으로 보는 것과 다른 관점에서 접근하기 때문이다.

피로가 6개월 이상 지속되면 만성피로증후군으로 진단한다. 피로를 가볍게 보아서는 곤란하다. 피로를 소홀히 여기고 제때 풀지 않으면 면역기능에 이상이 생겨 바이러스나 박테리아, 곰팡이 같은 적군이 침입해도 적절한 방어 태세를 갖추지 못하게 된다. 또 이들이 인체 내에서 빠른 속도로 증식하여 간염이나 결핵, 폐렴과 같은 질환을 초래하고 장기적으로는 암이나 성인병을 일으키기도 한다. 현대병이라 불리는 각종 난치성 질환들은 모두 누적된 피로에서 비롯된 것이라고 말할 수 있을 정도다.

평소 생활습관을 잘 들이는 것도 피로를 예방하는 좋은 방법이 될 수 있다. 적절한 유산소 운동을 통해 체중을 관리하고 술·담배를 멀리하며 충분한 휴식과 균형 잡힌 식생활도 필수다. 카페인을 비롯한 습관성 약물은 피하는 것이 좋고 스트레스에 대처할 수 있는 나만의 방법을 개발해 두는 것도 추천할 만하다.

Checklist ― 나는 만성피로증후군인가?

- [v] 지속적인 피로감이 있고 쉬어도 피로가 가시지 않는다.
- [v] 평상시에 견딜 수 있는 정도의 운동인데도 하고 나면 피로가 오래 간다.
- [v] 뒷골이 묵직하고 이유 없이 근육의 힘이 떨어진다.
- [v] 미열과 오한, 두통, 근육통이 잦고 관절 여기저기가 아프다.
- [v] (여성의 경우) 생리통이 갑자기 생겼다.
- [v] 목이나 겨드랑이에 임파선이 만져지기도 하고 아플 때도 있다(단, 2cm 이하).
- [v] 집중력과 성욕이 떨어진다.
- [v] 우울하고 햇볕이 싫어지거나 생각이 잘 정리되지 않는다.
- [v] 불안·초조하며 잠을 잘 이룰 수 없다.
- [v] 성욕이 떨어진다.
- [v] 가끔씩 시야에 검은 점이 생긴다.

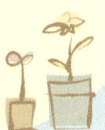

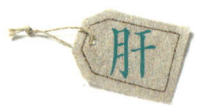

쉬면 안 되는 간질환, 지방간

피로가 누적되면 흔히 간에 부담이 간다고 한다. 그래서 간에 이상이 생기면 잘 먹고 잘 쉬라고들 한다. 하지만 푹 쉬고 잘 먹는 것이 도리어 독이 되는 간질환이 있으니 바로 지방간이다.

간질환이라고 하면 주로 B형간염을 떠올리던 시절과 달리, 요즘은 영양과다와 운동부족으로 지방간이 늘어나고 있다. 이름만 봐도 알 수 있듯 지방간이란 간에 지방이 낀 상태. 지방을 많이 섭취하는 식생활로 간 내에 지방이 쌓이고, 또 쌓인 지방이 원활하게 분해되지 못하는 등 정상적인 지방대사가 파괴되어 결국 지방이 전체 간 무게의 5% 이상을 차지하게 되는 것이 지방간이다.

지방간의 원인은 단순히 기름진 식생활뿐만이 아니다. 술을 많이 마시는 생활, 성인병에 의한 것, 독성 물질이나 단백질 결핍에 의해서도 발생한다. 그런데 지방 자체는 별다른 독성 물질이 아니기 때문에 지방간이 되었다고 해도 별다른 증상이 나타나지 않는 경우가 많다. 간은 여전히 정상적으로 움직이거나 또는 조금 기능이 저하되는 정도이다.

지방간은 지방의 축적 정도와 축적 기간, 다른 질환의 유무에 따라 증상이 다르게 나타날 수 있다. 그러나 겉으로는 전혀 이상이 보이지 않으므로 평소 술을 즐기거나 뚱뚱한 사람, 당뇨 환자, 영양 섭취가 부족한 사람이 간 기능에 약간 이상이 있는 경우에는 지방간을 의심해야 한다.

지방간이 심해지면 간세포 속의 지방덩어리가 커지면서 핵을 포함한 간세포의 중요한 구성 성분이 한쪽으로 밀려 간세포의 기능이 저하된다. 세포 내에 축척된 지방이 간세포 사이에 있는 미세 혈관과 임파선을 압박해 간 내의 혈액과 임파액 순환에 장애가 생기고, 결국 간세포는 산소와 영양을 제대로 공급받을 수 없게 되어 기능이 저하되는 것이다.

지방간 진단을 받더라도 생활에 지장을 줄 만큼 불편한 점은 없기 때문에 대부분의 환자들은 지방간 진단을 대수롭지 않게 생각한다. 나이가 들면서 자연스럽게 생기는 것으로 생각하는 사람들도 많다. 그러나 지방간을 방치하면 간경화 또는 간암으로 진행될 수 있다. 최근의 한 연구에 따르면 알코올성 지방간의 10~35%는 알코올성 간염으로 진행되며, 알코올성 간염의 8~20%는 간경화로 진행되고, 이중 15%는 간암에까지 이른다.

간에 병이 있으면 잘 먹고 잘 쉬어야 한다고 알려져 있지만, 지방간의 경우에는 그렇게 하면 상태가 더 심해지기 쉽다. 잘 먹고 잘 쉬어서 비만이 더 심해지는 경우, 혈당이 잘 조절되지 않는 경우, 지질이 정상 수준으로 유지되지 않는 경우에는 지방간이 악화되기 때문이다. 따라서 지방간이 있으면서 고지혈증, 당뇨병, 비만이 있는 사람들은 적게 먹고 운동을 많이 해야 한다. 지방간 해결의 첩경은 지방이 가득 낀 간세포 속에 있는 지방을 하루 빨리 제거하는 것이라는 점을 명심하자.

지방간을 치료하는 가장 주된 방법은 식이요법이다. 과체중의 경우는 우선 살을 빼야 하므로 운동을 병행해야 한다. 술을 좋아해서 생긴 알코올성 지방간이라면 술을 끊어야 하고, 당뇨병으로 인한 지방간은 혈당을 조절해야 하고, 고지혈증이 원인인 경우에는 혈중 지질을 정상으로 유지할 수 있도록 노력해야 한다. 지방간의 원인이 될 수 있는 약물을 복용하고 있다면 의사와 상의하여 약물 복용을 중단하도록 한다.

지방간을 관리하기 위해서는 우선 정상 체중을 유지하는 것이 중요하다. 하루 30분씩 유산소 운동을 하고, 술과 담배를 멀리하며, 지방이나 탄수화물의 섭취를 줄이고 단백질과 녹황색 채소 위주의 식사를 해야 한다. 스트레스가 쌓이지 않도록 그때그때 관리하는 것이 중요하며, 인슐린 저항성이 있다면 이를 교정하는 약물 치료를 받아야 한다.

Checklist — 음주 금기 5계명

- [V] 얼굴이 흰 사람은 술을 많이 마셔서는 안 된다. 혈액을 소모하기 때문이다.
- [V] 술은 세 잔을 넘어서는 안 된다. 과음하면 간을 손상시키고 미치게 만든다.
- [V] 과음했으면 속히 토하는 것이 좋다.
- [V] 취한 후에는 부부관계를 해서는 안 된다. 작게는 얼굴에 기미가 생기고 기침이 나며 크게는 수명이 줄어든다.
- [V] 포식한 후에는 더욱 음주해서는 안 된다.

숙취해소에 좋은 음식 : 콩나물, 칡, 미나리, 오이, 꿀, 귤껍질, 배, 조갯국

집에서 지방간을 관리하기 위한 방법으로 결명자와 양파를 섭취할 수 있다. 결명자는 여러 가지 효능이 있지만 그 중에서도 간 기능을 정상화시키고 신장을 튼튼하게 한다. 혈액과 간 등 조직세포의 지방 분해를 도와 고혈압이나 동맥경화, 고지혈증 등의 증상 개선에도 도움이 된다. 지방간 수치가 높게 나타났을 때 결명자를 차처럼 끓여 자주 마시면 지방간 수치가 낮아지는 것을 확인할 수 있다.

양파는 구충·살균·방부 작용을 하며 강력한 발한·이뇨·해독 작용을 가진 식품이다. 비타민B1의 체내 흡수를 높이고 세포에 활력을 주며 혈액을 정화하는 효능도 있고, 뇌의 대사활동을 돕는 산소를 늘려주기도 한다. 또 노화로 약해진 혈관 벽을 튼튼하게 해주며 혈액 속의 지방이 혈관 벽에 붙지 않도록 막아주고 피를 맑게 하는 등 혈액순환을 활발하게 하는 작용이 뛰어나 결명자와 마찬가지로 혈압을 조절하고 동맥경화 등 심혈관질환 예방에 큰 도움이 된다.

이 외에도 미나리, 부추, 민들레, 냉이, 당근, 생강, 토마토, 양배추 등이 모두 지방간에 좋은 것들이므로 꾸준히 섭취하는 것이 좋다.

재미있는
오장 한의학

화내는 간, 눈물 흘리는 간

오장과 관련이 있는 오지五志, 그중 간의 지志는 화를 내는 노怒입니다. 분노가 간의 기능에 영향을 미친다는 뜻이죠. 그런데 딱 봐도 감이 오듯이 화를 낸다는 것은 결코 좋은 일이 못 됩니다. 걱정과 근심이 폐에 부정적인 영향을 미치듯, 화를 내는 것은 간에 나쁜 영향을 미칩니다.

화는 결코 평온한 감정이 아닙니다. 부글부글 끓어올라서 마침내 폭발하고야 마는 아주 다이내믹한 감정이죠. 흔히 쓰는 표현으로 "화가 머리 꼭대기까지 치솟았다"는 것이 있는데, 다 근거가 있는 말입니다. 간기는 위로 올라가는 성질이 있는데, 분노의 감정은 기의 흐름을 어지럽게 해서 위로 솟구쳐 오르게 합니다. 크게 노하면 솟아오르는 기를 따라 혈까지 솟아올라 피를 토하거나 의식이 흐려지는 증상이 나타납니다. 간의 지가 노이기 때문에 간 기능이 좋지 않으면 작은 일에도 화를 버럭버럭 내는 현상이 나타나기도 하죠.

간은 눈물과도 밀접한 연관이 있습니다. 『난경』이라는 의서에는 "액液이 간에 들어가 눈물이 된다"는 말이 있습니다. 눈물은 눈의 습도를 조절하고 눈을 보호하는 기능을 하는데, 간에 이상이 생기면 눈물이 적어지거나 눈곱이 많아집니다.

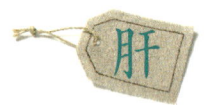

간의 파트너는 담

음陰인 간과 짝을 이루는 양陽의 부腑는 담膽이다. 오행학설에 따르면 이 둘은 모두 나무, 즉 목木에 속한다.

간이 우리 몸의 장군 같은 역할을 해서 "간이 크다"는 표현이 나왔는데, 여기에는 담, 즉 쓸개도 관련이 있다. "저 사람 간이 커"라는 말을 달리 하면 "저 사람 대담하다"가 된다. 담이 크다는 것이다. 마음과 배포를 뜻하는 간담. 그래서 간과 쓸개를 서로 보인다는 간담상조肝膽相照라는 사자성어는 마음을 터놓고 진심으로 사귄다는 뜻을 지닌다.

담은 길이가 10센티미터 정도 되는 서양배 모양의 주머니이며, 담의 가장 큰 기능은 담즙의 저장과 배출이다. 간에 의해 형성된 담즙은 담에 저장되고 소장으로 분비돼 음식의 소화에 중요한 역할을 한다. 간담의 기능이 비정상이면 담즙에 문제가 생겨 비위의 소화기능에도 악영향을 미친다. 따라서 식욕이 떨어지고 소화가 잘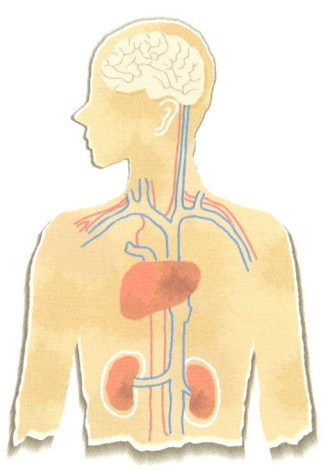
안 되며 헛배가 부른 등의 증상이 나타난다. 황달 또는 입이 쓴 것도 간담에 이상이 생겼다는 신호다.

담은 또한 사람의 마음 중 결단력을 다스린다. 그래서 잘 동요하지 않고 두려움이 없는 사람을 담이 크다고 하는 것이다. 사람에게 병을 일으키는 원인 중에 칠정七情이 있다. 기쁨喜, 노여움怒, 근심憂, 생각思, 슬픔悲, 공포恐, 놀람驚의 일곱 가지 감정인 칠정은 사람의 인생 전반에 따라다니기 마련인데, 각 감정들이 지나치면 병이 나게 된다. 칠정과다七情過多는 요즘 말로 하면 만병의 근원인 지나친 스트레스인 셈이다.

肝

인체는 스트레스를 받으면 외부의 자극에 대응하기 위해 여러 가지 생리적인 변화를 보인다. 중추신경계의 활동이 증가하고 혈압이 상승하며 심장 박동과 호흡이 빨라지고 전신의 근육이 긴장하게 된다. 스트레스가 해결되지 않으면 이 경고 반응이 누적되어 고혈압, 심장병, 소화성 궤양, 기능성 위장장애, 과민성 대장증후군, 긴장성 두통, 만성 요통, 당뇨병, 관절염, 천식, 피부질환, 생리불순, 무기력, 우울증, 불안 등의 갖가지 정신·신체 증상들이 나타나게 된다.

드라마에 흔히 나오는 상황을 예로 들면, 아버지가 자식한테 극도로 화가 나면 뒷목을 잡고 쓰러진다. 분노가 지나쳐 병이 되는 것이다. 아이가 심하게 놀라면 경기驚氣로 발작을 하고, 회의를 앞두고 생각할 것이 많으면 소화가 잘 안 되고 속이 쓰리다. 그런데 담이 강한 사람은 이런 커다란 감정적 동요에 영향을 덜 받을 뿐 아니라 정신적 충격을 받아도 빨리 회복된다. 반대로 담기가 약한 사람은 부정적인 감정에 의한 병이 생기기 쉬우며, 겁이 많고 잘 놀라며 잠을 잘 이루지 못하고 잠을 자도 꿈을 많이 꾸게 된다.

담석증은 담도 내에 담석이 발생하여 일어나는 질환으로 황달, 발열, 오심이 수반되며 상복부에 심한 통증이 온다. 이때 치료를 한다고 담낭 자체를 제거하는 경우가 있는데, 당장은 효과를 볼지 모르나 체력이 약해져 여러 가지 병이 올 수 있다. 따라서 요즘에는 수술 뒤의 후유증을 생각해 담석만을 부숴 없애는 요법을 사용하고 있으며, 한의학에서는 수술하지 않고 한약으로 치료한다. 담석을 제거하는 것이 아니라 담석증이 생긴 원인을 제거하여 치료하는 것이다.

간과
관련된 증상, 이렇게 풀자

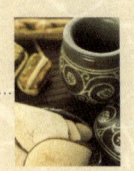

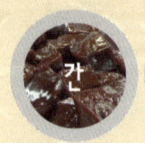 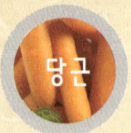 책을 많이 보거나 TV를 오래 보면 피로가 와서 눈이 침침한데, 눈의 피로를 풀어주면서 눈에 필요한 영양을 공급해주는 것이 필요하다. 요즘에는 눈 영양제가 많이 나와 있긴 하지만 자연식품만큼 좋은 것이 없을 듯하다. 쇠간과 당근이 눈에 좋은데 쇠간은 그대로 먹어도 되지만 비위가 상하므로 구워서 먹도록 하고, 당근은 강판에 갈아 즙을 내어 먹으면 된다. 당근은 매일 섭취하도록 하고 간은 한 달에 두 번 정도 먹어도 효과가 있다.

시력을 보호하고 강화하는 데는 비타민A가 필요한데 당근과

간에는 체내에서 비타민A로 변하는 카로틴이 들어 있어 눈이 침침하거나 시력이 약해질 때 먹으면 도움이 된다.

참외꼭지

황달은 혈액 중에 담즙색소가 증가하여 피부나 점막이 노랗게 물드는 병이다. 가벼운 황달 증세를 보일 때는 간단한 약물요법으로 치료할 수 있지만 잘 낫지 않는 황달에는 참외꼭지로 효험을 볼 수 있다.

참외꼭지 40~50개를 바싹 말려 곱게 가루를 낸 다음 작은 빨대를 이용해 코에 불어넣는다. 그렇게 하면 진한 콧물이 계속 나오는데 콧물이 흐르지 않을 때까지 계속 반복한다. 하루 세 번씩 15일 정도 꾸준히 계속하면 황달이 완치될 수 있다.

황달의 종류가 다르면 치료법도 크게 다를 수 있다. 특히 원인 치료가 급선무이기 때문에 참외꼭지 요법은 한두 번 시도하는 것으로 그쳐야지 지속적으로 해서는 안 된다.

모시조개

술을 자주 마시는 남자들에게 간염이 잘 찾아온다. 이때 모시조개를 이용한 보조요법을 사용하는 것이 도움이 된다. 모시조개는 예로부터 간질환에 많이 사용됐는데 특히 간염에 좋은 효과가 있다.

생강을 깨끗이 씻어서 잘게 썰고 모시조개도 소금물에 해감시킨다. 모시조개와 생강을 솥에 넣고 물을 조금 붓고 3시간 정도 삶는다. 소금은 넣지 말고 끓여 공복이나 피곤할 때 수시로 국물을 마시면 좋다. 장기복용하는 것도 괜찮다.

민들레 민들레는 만성 간질환에 좋은 효과가 있어 세계 각국에서 간질환의 민간요법으로 애용되고 있다. 민들레의 주성분은 동양 것과 서양 것이 조금 다르지만 이눌린, 다락사스테롤, 코린, 스테롤, 펙틴 등이며, 해열·비뇨·건위·해독작용이 있어 임파선염, 결핵성 질환, 간염, 담낭염 등에도 쓰인다.

민들레 두 줌에 물 두 대접을 부어 처음에는 약한 불로 달이다가 끓으면 중불에 달인다. 이렇게 민들레 전초가 다 달여지면 그 국물을 아침저녁 공복에 마신다. 3개월 후면 효과를 볼 수 있다.

박대 배에 물이 찰 정도로 심한 간경화에 박대를 달여 먹으면 효험이 있다. 간경화증이란 간의 일부분이 굳어지는 병으로, 이때 복강 내에 들어가는 문맥의 압이 높아져 복강 내에 있는 혈관에서 삼출되는 액으로 인해 배가 부르게 된다. 병원에서 확실한 치료를 받아야 하지만 민간요법에서는 이뇨작용이 있는 박대를 삶아 마시는 보조요법이 있다.

박대를 냄비에 넣고 물 한 대접을 부어서 끓여 하루 두 번 식사 후에 마신다. 보름 정도 지나면 효과가 나타나기 시작하는데, 소금에 절인 것은 좋지 않다.

간을 건강하게 하는 한약 처방

청간환

현대인에게 가장 흔하고 많은 질병 가운데 선두를 달리는 것이 지방간이다. 지방간이 있으면 고혈압과 당뇨는 필히 따라오게 되어 있고, 혈관의 건강도 장담할 수 없게 된다.

청간환은 지친 현대인의 간 건강을 위해 시호, 당귀, 백작약, 천궁, 숙지황, 황련, 황백, 치자, 연교, 길경, 우방자, 과루근, 박하, 감초 등을 배합하여 간을 청소하는 의미를 부여한 환약이다.

오장.

腎

윤기 있는 머릿결은 **신장**의 축복

젊을 때는 신기가 왕성해서 머리카락이 검고 윤기가 있지만 나이가 들면 신기가 쇠약해져 흰머리가 나고 잘 빠지며 머릿결은 푸석푸석해진다. 윤기 있는 긴 머리카락은 피가 충분하고 정력이 왕성하다는 뜻으로, 남자가 긴 생머리의 여성에게 끌리는 것도 다 이유가 있는 셈.

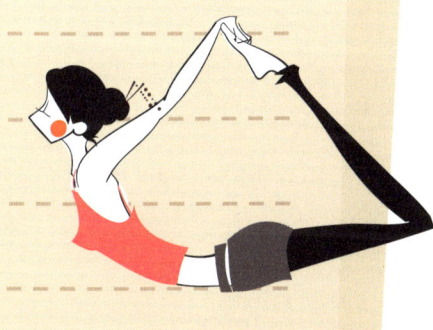

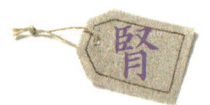

남녀칠세부동석과 이팔청춘

    정력^{精力}이 세다는 말은 성기능이 왕성하다는 뜻으로 쓰인다. 사람의 성장과 생식을 다스리는 장기는 오장 중 신^{腎}. 정력이 세다는 것은 신기^{腎氣}가 왕성하다는 뜻이고, 다정하다거나 정열적이란 것은 그 사람의 정^{精}이 풍부하다는 것을 표현하는 말이다. 정은 한정적인 것이고 무한히 샘솟는 것이 아니므로 지켜야 하며 아껴야 한다.

    간이 피를 저장해 제 역할을 하듯, 신은 정^{精}을 저장해 자신의 역할을 다한다. 그렇다면 정은 무엇일까? 정은 우리 몸의 모든 활동의 근본으로 영양소이자 에너지라고 표현할 수 있다. 간이 피를 충분히 저장해야 우리 몸 구석구석에 충분한 영양이 공급되듯, 신이 정을 충분히 저장해야 성장과 생식이 원활하게 이루어진다.

신이 저장하는 정은 두 가지로 나뉜다. 하나는 우리가 섭취하는 음식물에서 비롯되는 정이다. 이는 사람이 태어난 후에 먹고 마시는 것에서 비롯되기에 '후천後天의 정精'이라고 한다. 장부에 영양을 주고 남은 정은 신으로 가서 신정腎精이 된다. 후천이 있다면 선천도 있는 법, 신이 저장하는 다른 한 가지의 정은 부모로부터 물려받은 '선천先天의 정精'이다. 선천의 정과 후천의 정은 그 근원이 다르지만 모두 신에 저장된다.

신정은 생식기관을 성숙시킬 뿐만 아니라 생식 능력을 결정함으로써 사람의 성기능을 다스린다. 정력이 세다 약하다 하는 것은 바로 이 신정을 이야기하는 것으로, 사실 남자뿐 아니라 남녀 모두의 성기능을 의미한다. 사춘기가 되면 신정의 활동이 왕성해져 생식기관이 성숙기에 접어든다. 남자는 정액이 만들어지고 여자는 월경이 시작되면서 바야흐로 청춘이 시작되는 것이다.

남녀칠세부동석이나 이팔청춘이라는 것은 모두 이 신정의 발달과 관련이 있다. 한의학에서 여자는 7의 배수로 성장과 노쇠가 이루어지고 남자는 8의 배수로 성장과 노쇠가 이루어진다. 즉 여자는 7세가 되면 신기腎氣가 차오르면서 이를 갈고 머리카락이 자라는데, 같은 현상이 남자 아이의 경우는 8세에 이루어진다. 남녀칠세부동석이란 여자의 신기가 차오르는 7세 이후로는 남녀가 유별함을 알게 되니 한 자리에 앉히지도 말라는 것이다. 그리고 여자는 그 다음, 즉 7×2가 되는 14세에 신기가 왕성해져 월경이 시작되고 임신이 가능한 시기가 도래한다. 남자는 8×2인 16세에 마찬가지로 2차 성징이 나타나 자식을 얻을 수 있게 된다. 이팔청춘이란 남자의 사춘기인 2×8, 즉 16세를 말하는 것이다.

영원한 사랑의 고전인 셰익스피어의 『로미오와 줄리엣』을 보면 이들이 열렬한 사랑을 나누었을 때 줄리엣의 나이는 불과 14세였으며, 판소리 『춘향전』의 이몽룡은 이팔청춘의 16세였다. 지금으로 보면 고작해야 중고생 나이에 이미 운우지락雲雨之樂을 나눈 것이니 지금 부모들이 들으면 깜짝 놀랄 일.

여자는 7×3이 되는 21세에 앳됨을 모두 벗게 되며, 7×4가 되는 28세에 완전히 성숙한다. 남자는 마찬가지로 8×3인 24세와 8×4인 32세에 동일한 변화를 겪는다. 남자의 성숙이 여자에 비해 늦는 것이 매우 자연스러운 현상인 것이다. 노화의 경우 여자는 35세, 남자는 40세부터 일명 '꺾이기' 시작하고, 여자는 7×7인 49세 이후 생식 능력을 잃어 폐경이 오며, 남자는 8×8인 64세 이후로는 자식을 두기 어렵다. 이 모든 성기능이 신이 정을 저장하는 데서 비롯되는 것이니, 신의 건강을 지키는 것이야말로 남성다움과 여성다움을 오래 유지하는 비결이다.

신은 또한 성장과 노화를 다스린다. 머리카락이 나고 이가 나는 것, 뼈와 근육이 성장하고 튼튼해지는 것, 나이가 들어 머리카락이 빠지고 흰머리가 나고 이가 약해지고 뼈와 근육이 약해지는 것도 모두 신의 상태에 달려 있다. 따라서 신정이 상하면 2차 성징이 늦거나 성장도 늦어지고 근육이나 골격이 튼튼하지 못하게 된다. 나이가 들면 제 나이보다 노화의 증후도 훨씬 빨리 나타난다.

Checklist — 생활 속 신장 관리법

- [V] 1. 밤, 검은 콩, 배, 토마토, 산수유, 호두, 잣을 많이 섭취한다.
- [V] 음식을 짜게 먹지 않는다. 염분을 과다섭취하면 신장에 부담을 주기 때문이다.
- [V] 과로하지 않는다.
- [V] 늦은 시간에 음식을 먹지 않는다. 자기 바로 전에 먹으면 신장, 위, 대장을 손상시킨다.
- [V] 운동 부족은 신장에 부담이 되는 체중 증가와 혈압 상승으로 이어질 수 있다.

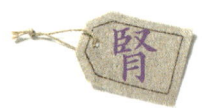

강쇠와 옹녀의 비결

남자들이 정력을 가늠하는 방법 중 오줌발의 세기를 보는 것이 있다. 정력에 좋은 복분자^{覆盆子}의 한자를 풀어보면 오줌발이 세서 요강을 뒤엎을 정도라는 뜻이니 소변과 정력은 상식선에서도 깊은 관계를 맺고 있는 셈이다. 그런데 왜 정력의 세기를 소변으로 가늠하는 것일까? 이는 정력을 다스리는 장기인 신장이 소변 또한 다스리기 때문이다. 정확히 말하면 신은 우리 몸의 물을 다스려 '수장^{水臟}'이라는 별명을 가지고 있다.

인체의 수액대사에 관여하는 장기는 여러 가지가 있다. 비는 음식물을 소화·흡수·전달하는 기능을 통해 수액대사에 관여하고, 폐는 기를 다스리는 기능을 통해 수액대사에 관여하며, 간은 기를 조절하는 기능을 통해 수액대사에 관여한다. 그리고 마지막으로 신. 신은 인체의 모든 수액대사를 이끌어나가는 대장 노릇을 한다. 소변의 형성과 배설은 신과 직접적인 연관을 맺고 있고, 소변은 인체의 수액대사에 매우 중요한 작용을 하기 때문에 "신이 수액을 다스린다"고 하는 것이다. 따라서 신의 기능에 이상이 오면 소변이 줄고 몸에 수종水腫이 생기거나 반대로 소변의 양이 크게 늘어나기도 한다.

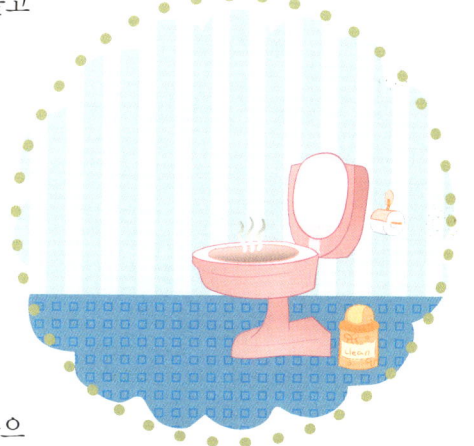

사람은 두 개의 신장을 갖고 있다. 신장은 적갈색의 강낭콩 모양으로 길이는 12센티미터이고 폭은 5센티미터, 두께는 2.5센티미터 정도이다. 신장은 끊임없이 혈액을 걸러 노폐물을 제거하고 이것을 오줌으로 처리한다. 하루에 신장 속에서 걸러지는 혈액량은 180리터인데, 15리터만이 액체 상태의 노폐물인 오줌으로 몸을 빠져나간다. 오줌이 방광으로 들어가기 전에 유용한 물질은 모두 재흡수된다.

　신은 또한 기를 받아들여 호흡을 조절하는 작용도 한다. 호흡은 물론 폐가 다스리지만, 흡수된 기를 신이 받아들여 포용하지 못하면 호흡에 이상이 온다. 따라서 신의 기능이 떨어지면 숨을 들이쉬는 것이 거북하고 움직이면 금세 숨이 차는 등의 증상이 나타난다.

　"사랑과 정력을 그대에게!"라는 광고 문구처럼, 강한 정력을 가진 여성이 되려면 어떻게 해야 할까? 우선 담배와 이별해야 한다. 많은 사람들이 남성이 흡연을 하면 성기능에 해롭다는 생각은 하면서도 막상 여성의 성기능에 나쁜 영향을 미칠 것이란 생각은 하지 않는다. 하지만 흡연은 여성의 성기능에도 나쁜 영향을 미친다.

　음경의 발기에 견줄 수 있는 음핵의 발기도 혈류 유입에 의한 것이다. 하지만 흡연은 혈액순환에 악영향을 줄 뿐 아니라, 성적 흥분에 따른 여성의 애액 분비에도 악영향을 준다. 여성의 애액은 대부분 질을 둘러싼 혈관에서 직접 오는 것이다. 다시 말해 질 내부에는 특별한 분비샘이 없다. 성적 흥분에 따라 질의 혈액량이 늘어나면서 혈액 성분 중 흘러나오는 수분이 애액의 대부분을 차지하는데, 흡연으로 혈액순환이 나빠지면 음핵의 성감이 떨어지고 흥분 시의 애액도 부족하게 돼 오르가즘도 방해를 받을 뿐 아니라, 건조한 질로 성교통을 일으킬 수도 있다. 흡연이 성생활의 즐거움을 앗아가는 것이다.

자, 다음으로는 우리 몸의 '털'에 대한 것. 우리는 음악을 들으면서 지그시 눈을 감는다. 키스를 할 때도 눈을 감는다. 청각이나 촉각 등 한 가지 감각에만 집중하기 위해서 다른 감각을 배제하는 것이다. 그런데 얼마 전 촉각에 대해 재미있는 연구결과가 하나 나왔다. 스웨덴 연구팀과 미국의 연구팀이 공동으로 어떻게 했을 때 촉각을 잘 느낄 수 있는지 연구한 것이다. 연구 결과 쓰다듬는 속도가 초당 4~5센티미터로 반드시 털이 나는 부위를 쓰다듬을 때 상대방이 쾌감을 가장 많이 느낄 수 있는 것으로 나타났다.

이 속도보다 느리거나 빠르면 쾌감을 주지 못하며, 털이 없는 곳을 쓰다듬으면 오히려 역효과가 난다. 또 털이 나는 부위에는 접촉에 쾌감을 느끼는 'C-촉각' 신경섬유가 있다는 것을 발견했다. 그러니 있는 털을 없애려고만 노력할 것이 아니라 또 다른 기능에 대해서도 생각해야 하지 않을까?

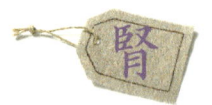

검은콩 열풍의 비밀

컬러 푸드의 인기가 높다. 선명한 초록과 노랑, 빨강 등을 자랑하는 파프리카나 고추, 브로콜리 등이 현대인의 건강식으로 주목받기 시작한 것이다. 그런데 컬러푸드 중에서도 최근 가장 주목을 받는 것은 바로 검은색을 띤 블랙 푸드다. 흔히 블랙 푸드라고 하면 검은콩이나 검은깨, 흑미 정도를 떠올리는데, 실제로 자연의 검은색은 진한 자줏빛을 포함한다. 가지나 건포도, 블루베리 등도 모두 블랙 푸드에 속한다는 뜻.

자연의 검은색은 안토시아닌이라는 성분 때문에 생긴다. 안토시아닌은 심장질환과 뇌졸중의 위험을 줄이고 성인병을 예방하는 효과가 탁월하다. 블랙 푸드가 인기를 끄는 이유는 항산화성분이 주목을 받으면서 노화의 비밀이 풀리고 있는 것과 관련이 있다. 그런데 왜 다른 색깔도 아닌 블랙 푸드일까? 블랙 푸드가 바로 신의 기능을 향상시키기 때문이다.

신은 정력과 노화의 열쇠를 쥐고 있는 장기이다. 예로부터 보양음식의 대표로 꼽히는 흑염소와 오골계가 괜히 검은 색을 띠고 있는 것이 아니다. 『포박자抱朴子』의 「선약仙藥」 편에 보면 "검은 깨로 환을 만들어 하루에 세 번씩 백일을 먹으면 능히 일체의 고질병을 없앨 수 있다. 또한 1년을 먹으면 얼굴과 몸에 광택이 나고 배고프지 않으며, 2년을 먹으면 흰 머리카락이 다시 검어지고, 3년을 먹으면 이빨이 빠진 것이 다시 난다. 심지어 4년을 먹으면 더위와 추위를 타지 않고, 5년을 먹으면 빠른 말처럼 다닐 수 있다"라는 말이 있다. 검은깨가 회춘의 묘약이라는 뜻이다.

오행학설에 따르면, 오장의 각 장기는 각각의 색과 연관을 맺는데, 그중 신과 관련이 있는 것이 바로 검은색이다. 신은 성장과 생식의 근본인 정精을 다스린다. 평균수명이 늘어나면서 젊음을 가능한 한 오래 유지하기 위한 노력이 필요한 이때, 신의 기능을 향상시키는 블랙 푸드가 각광을 받는 것이 당연한 일이라 할 수 있다.

색과 건강

에너지 증강에는 붉은 색이 제격이다. 딸기와 사과, 토마토, 체리, 수박, 자두, 붉은 피망이 여기에 해당하는 식품. 붉은 색이 나는 식품들은 피를 맑게 하고 활력 증강에 좋은 고단위 칼로리를 함유하고 있다는 공통점이 있다. 붉은 색 과일의 대표선수인 토마토는 암 예방과 노화방지 효과가 있다. 딸기와 자두에 들어 있는 안토시아닌이라는 성분은 아스피린보다 열 배나 강한 소염작용을 하고, 노화를 막아주는 토코페롤의 5~7배에 달하는 막강한 효능을 낸다.

노란 색은 '콜레스테롤 킬러'라고 할 수 있다. 귤이나 레몬에 풍부한 헤스페레틴이라는 영양소가 콜레스테롤을 낮추는 작용을 하기 때문에 매일 오렌지 주스를 한 컵씩 마시면 심장발작의 위험을 줄일 수 있다고 한다. 파인애플과 오렌지, 감, 망고, 호박, 피망, 파파야, 살구, 고구마 등이 노란색 계열에 속한다. 이들 식품에는 파이토케미컬 중 가장 강력한 질병 예방제인 카로티노이드가 들어 있고, 심장질환과 백내장에 효험이 있는 베타카로틴도 풍부하다. 하루에 귤 세 개만 먹으면 베타카로틴 권장량을 채울 수 있다.

녹색은 강심제의 대표주자다. 청포도와 키위, 양배추, 브로콜리, 상추, 오이, 완두콩, 시금치 등이 품고 있는 녹색은 가장 강력한 치료 효과를 가진 색깔로, 신진대사를 활발하게 하고 피로를 풀어준다. 뿐만 아니라 그린 푸드는 신장과 간장의 기능을 도와주며 공해에 대한 해독작용도 강하다. 키위는 비타민과 미네랄의 왕. 감기 예방이나 피로 회복, 피부 미용에 도움이 된다. 임산부에게 특히 좋은 브로콜리는 위암과 유방암 예방에도 효과적이다.

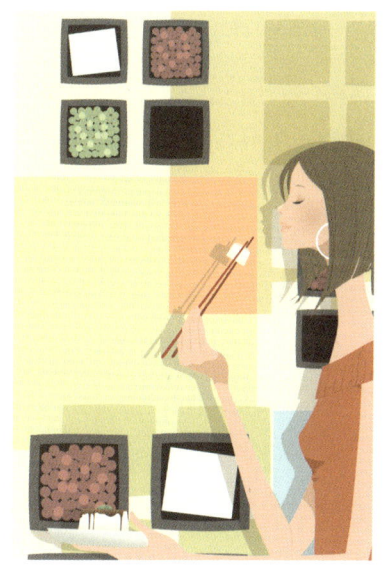

보라색은 두뇌 회전을 좋게 하는 일등공신이다. 포도, 블루베리, 가지, 건포도, 복분자 등의 보랏빛 색소에 들어 있는 안토시아닌은 세포의 노화를 막고 암세포 증식을 억제하며, 시력 저하를 예방하는 효능이 있다. 열을 가해도 파괴되지 않기 때문에 잼으로 먹어도 효과가 있다. 포도에 든 칼륨은 이뇨작용을 돕고 혈액순환을 좋게 하며, 껍질에 있는 플라보노이드는 심장병과 동맥경화를 예방하는 것으로 알려져 있다.

질병에 대한 면역력을 키우는 흰색도 빼놓을 수 없다. 바나나, 배, 도라지, 무, 양파, 마늘, 생강, 버섯 등의 흰색 식품은 심장병을 예방하며 유해 물질을 몸 밖으로 내보내고 균과 바이러스에 저항력을 길러준다. 겨울에 배를 꿀과 함께 끓여 먹듯이 흰색 음식은 폐나 기관지가 약한 사람에게 좋다. 바나나는 과육의 색깔을 기준으로 흰색에 속하는데, 단백질과 칼륨, 카로틴이 풍부하고 식물성 섬유 펙틴이 설사와 변비에 효과를 발휘한다. 또 과당이 사과의 1/3에 불과해 다이어트에도 안성맞춤이다.

마지막으로 회춘의 명약 검은색 식품. 검은콩, 검은깨, 올리브, 김, 미역, 목이버섯 등 검은 계통의 음식은 노화를 방지하고 젊음을 되찾아주며, 심신에 안정을 주는 것으로 알려져 있다. 검은콩에는 여성호르몬과 비슷한 이소플라본이 들어 있어 골다공증을 예방하고 갱년기장애를 누그러뜨리는 효과가 있다. 검은깨는 일반 깨에 비해 레시틴이 많아 기억력과 집중력을 높이고 신진대사와 혈액순환을 도와 탈모를 예방한다.

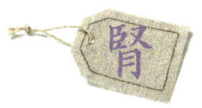

찰랑이는 머릿결, 넘치는 여성성

성장과 생식, 노화를 다스리는 신은 우리 몸의 생체시계라고 할 수 있다. 몸속에 숨어 있는 신의 상태를 눈으로 확인하는 방법에는 무엇이 있을까?

신의 상태를 드러내는 첫 번째 표지, 뼈

신은 성장과 성기능을 모두 다스리는데, 성장의 기본은 뼈의 성장이라고 할 수 있다. 신정腎精이 부족하면 뼈가 약해지고 아이들의 경우에는 성장 장애가 발생하며 노인들은 쉽게 뼈가 부러질 수 있다. 치아 또한 마찬가지다. "치아는 뼈의 여분"이라는 표현에서 알 수 있듯, 이와 뼈는 모두 신정에 바탕을 두고 있다. 아이들이 이가 늦게 나거나 늦게 갈리고 어른들의 이가 흔들리거나 일찍 빠지는 것 등도 모두 신정의 부족으로 볼 수 있다.

Checklist ○ 관절에 도움이 되는 음식

- ☑ 칼슘이 많이 들어 있는 멸치와 우유
- ☑ 비타민과 무기질이 풍부한 채소와 과일
- ☑ 불포화지방산이 많은 생선
- ☑ 연골을 튼튼하게 해주는 보고와 홍어
- ☑ 짜고 기름진 음식은 관절에 해가 된다.

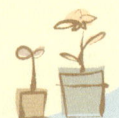

신의 상태를 드러내는 두 번째 표지, 머리카락

아가씨의 찰랑찰랑한 생머리는 남자의 마음을 흔드는 대표적인 매력 포인트이다. 여인의 긴 머리카락은 젊음과 건강, 나아가

다산을 상징한다. 머리카락의 상태는 몸의 영양 상태에 의해 좌우되기 때문이다. 영양의 공급은 곧 혈액의 공급이기 때문에 옛사람들은 "머리카락은 피의 여분"이라고 했는데, 알고 보면 머리카락의 근원은 신에 있다. 신은 혈액 생산의 근원이 되는 정(精)을 저장하는 곳이기 때문이다. 종합하면 윤기 있는 긴 머리카락은 피가 충분하고 정력이 왕성하다는 뜻으로, 남자가 긴 머리의 여성에게 끌리는 것도 다 이유가 있는 셈이다.

머리카락의 길고 짧음도 질병을 치료하는 데 하나의 잣대가 된다. 대체로 머리카락이 긴 사람은 여성적인 기질을 많이 지니고 있다고 보는데, 요즘은 머리카락을 길게 기르고 다니는 남자들을 흔히 볼 수 있다. 이런 사람들을 자세히 관찰하면 감수성이 예민하고 꼼꼼하며 섬세한 성격을 지니고 있다. 예술 방면에 종사하는 사람들 중에 머리 긴 남성이 많은 것도 그 때문이다. 이런 경우에는 남자라고 해도 여성의 차원에서 진단하고 처방하는 경우가 있다.

반대로 머리를 짧게 자른 여자들은 대개 남성적인 기질이 강하다. 이런 여자들은 집에 가만히 있기보다 적극적으로 사회활동을 하며 살아야 건강해진다.

머리카락은 신의 상태를 밖으로 드러낸다. 머리카락이 자라고 빠지고 윤기가 있고 튼튼하거나 약한 것은 모두 신과 밀접한 관계가 있다. 젊을 때는 신기腎氣가 왕성해서 머리카락이 검고 윤기가 있지만 나이가 들면 신기가 쇠약해져 흰머리가 나고 잘 빠지며 머릿결은 푸석푸석해진다.

사람이 나고 자라고 늙고 죽는 이치에 따라 노화도 어느 정도 정상적인 과정이지만, 오랫동안 병에 시달린 사람은 나이에 비해 탈모나 새치가 일찍 나타나고 머리카락에 수분이 부족해져 윤기가 없어진다.

신의 상태를 드러내는 세 번째 표지, 성과 배설

사람의 몸에는 아홉 개의 구멍이 있다. 눈 2개, 콧구멍 2개, 귓구멍 2개, 입 1개, 그리고 전음前陰과 후음後陰이다. 전음은 배뇨와 생식을 담당하는 구멍을 말하고, 후음은 배변 담당 구멍을 말한다. 전음과 후음은 신의 기능이 나타나는 구멍이다.

소변의 배설은 방광에서 이루어지지만 소변의 생성은 신이 다스린다. 따라서 소변을 자주 보거나 적게 보거나 아예 보지 못하거나 조절하지 못하는 등의 증상은 모두 신의 기능에 문제가 생겼다는 걸 알려준다. 대변의 배설은 대장에서 이루어지지만 대장의 기능은 음식물의 소화와 전달에 관여하는 비와 연관되고, 비의 기능은 신의 도움으로 이루어지기에 배설 또한 신에 소속된다. 따라서 신에 문제가 생기면 변비가 오거나 배탈·설사가 생긴다.

귀가 잘 들리는 것도 신과 관련이 있다. 귀의 기능이 신정에 좌우되기 때문에 신이 건강하면 청각이 예민해지지만 신에 이상이 생기면 귀가 잘 들리지 않거나 귀가 울리는 등 증상이 나타나게 된다. 나이가 들면서 청력이 저하되거나 귀에서 소리가 나며 귀가 들리지 않게 되기도 한다. 이밖에도 나이가 들면 대개 청력이 저하되는데, 이는 신정의 노화로 인한 자연적인 현상이다.

그리스 신화의 시빌레라는 여인은 태양신 아폴론의 총애를 받아 모래알만큼 많고 많은 수명을 받았지만, 그 시간 동안 젊음을 함께 요구하는 것을 잊고 말았다. 결국 그녀는 해가 갈수록 육신이 무너져 결국 목소리만 남고 만다. 영원한 젊음이야말로 모든 여성의, 모든 인류의 소망일 것이다. 나날이 늘어가는 흰머리를 염색하고 정성들여 레티놀 화장품을 바르고 보톡스로 주름을 펴고 처지는 쌍꺼풀을 수술해 올리는 모든 것들은 째깍째깍 흘러가는 무정한 노화의 시계를 조금이나마 뒤로 돌려보려는 안타까운 노력이다. 폐경을 늦추고 여성성을 보다 더 오래 간직하기 위해, 지금부터라도 신장의 건강을 돌보도록 하자.

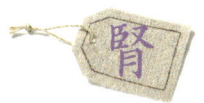

신의 파트너는 방광

음^{陰}인 신과 짝을 이루는 양^{陽}의 부^{腑}는 방광이며, 오행학설에 따르면 이 둘은 모두 물, 즉 수^{水}에 속한다.

방광은 신장에서 오줌을 받아 저장했다가 배뇨작용을 통해 오줌을 몸 밖으로 내보내는 주머니이다. 방광의 벽은 주름져 있고 탄력이 있어서 500밀리리터 이상의 오줌을 저장할 수 있도록 늘어난다. 방광이 가득 차면 중추신경계로 그 신호가 전달되어 '소변을 보고 싶다'는 느낌을 갖게 된다. 그러면 방광 벽에 있는 근육이 수축해 방광의 아래쪽에서 고리 모양을 이루고 있는 두 개의 괄약근이 열리며 오줌이 밖으로 나가게 되는 것이다. 요도를 통해 오줌이 몸 밖으로 나가 방광이 완전히 비면 괄약근은 닫히고 방광 벽의 근육은 이완되어 방광이 다시 채워지기 시작한다.

폐와 비, 신이 우리 몸의 70%를 차지하는 물의 대사를 조율하고 신은 최종적으로 남은 쓸모없는 물을 소변으로 만들어 방광으로 보낸다. 방광의 소변이 일정량에 도달하면 신의 자극에 의해 몸 밖으로 배설된다. 따라서 신장의 기능이 충만하면 소변을 가두는 힘이 생겨 방광이 열리고 닫히는 것이 정상적으로 진행되고, 이로 인해 우리 몸 전체의 수액대사가 정상을 유지할 수 있다. 반대로 신장의 기능이 허약하면 방광이 소변을 가두어 두는 힘이 없어지고, 방광에 이상이 생기면 소변이 잦거나 참지 못하거나 소변을 볼 때 아프기도 하고 요실금 증상이 생기기도 한다.

방광이 소변을 저장하고 배설시키는 기능이 모두 신의 기능에 의존하므로 사실상 방광은 신에 소속된다고 볼 수 있다.

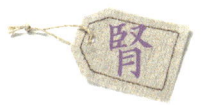

바람만 불어도 아픈 병, 통풍

사람들이 평생을 살아가면서 경험할 수 있는 가장 큰 통증이 무엇일까? 아마 첫째로 떠올릴 수 있는 것은 출산의 통증일 것이다. 주관적인 통증의 정도를 수치로 나타낸 맥길 척도에 따르면, 출산의 고통은 암환자의 고통보다도 크다. 그런데 이런 출산의 고통에 비견되는 통증을 유발하는 병이 있으니, 바로 통풍痛風이다.

스치는 바람에도 극심한 통증을 일으킨다고 해서 붙여진 통풍이라는 이름이지만, 그 통증이 어찌나 심한지 백호역절풍白虎歷節風이라는 이름도 있다. 호랑이가 물어뜯는 것처럼 아프다는 뜻이다.

프랑스의 루이 14세가 말년에 통풍으로 고생하는 바람에 황제병이라는 별칭이 붙기도 한 이 병은 이전에도 풍요의 병으로 불렸다. 통풍이 주로 독한 포도주와 단백질, 전분이 많은 음식을 포식했던 유럽의 상류계층에서 많이 발병했기 때문이다. 통풍은 로마시대의 귀족들 사이에서도 많이 발병했고, 우리나라에서도 1970년대 이전에는 부유한 계층에서나 볼 수 있었던 병이었다.

통풍은 과음 또는 기름진 음식의 과다섭취, 운동부족 등으로 혈액 속의 요산이 증가하여 신진대사가 정체되고 체내에 유독물이 적체되어 발생한다고 한다. 단백질의 일종인 퓨린의 신진대사 장애로 혈액 중에 요산 수치가 증가하고 요산 결정체가 관절이나 활액막, 인대, 관절 연골에 들러붙어 병을 일으키는 것이다.

기름진 음식을 많이 먹고 스트레스에 시달리는 현대인들에게 통풍은 하나의 성인병으로 굳어지고 있다. 관절염 중에서도 그 고통이 가장 심한 통풍은 염증이 생기면 관절 부위의 피부가 팽팽하게 당겨지고 윤이 나며 피부는 붉은색이나 자주색을 띤다. 관절 부위는 너무 아파 이불만 살짝 닿아도 격렬한 고통을 느낀다.

이 극심한 통증은 짧게는 3일, 길게는 2주일 정도 지나면 씻은 듯이 사라진다. 모든 것이 정상으로 돌아온 것 같지만, 초기에 적절한 치료를 하지 않으면 몇 개월 뒤에 다시 통증이 찾아오고, 더 오래, 더 자주 통증으로 고생하게 된다. 통풍의 초기에는 통증이 사라진 후 다시 발병하기 전까지는 아무런 징후가 나타나지 않지만, 관절에 손상이 오면 발병이 끝나더라도 관절의 뻣뻣함과 운동 장애가 나타난다.

통풍이 만성화되면 귓바퀴와 팔꿈치, 발가락, 손가락 등의 관절 주변부에도 요산이 들러붙게 된다. 그러면 요산이 침착된 부위가 불룩 튀어나오는 통풍결절이 생기기도 한다. 통풍결절은 신장의 세뇨관이나 신장과 방광을 연결하는 관 또는 방광 안에서 결석을 만든다. 요산은 통풍을 일으킬 뿐 아니라 신장까지 망가뜨리는 것이다.

요산 결정은 어느 관절에나 염증을 일으킬 수 있지만 보통 엄지발가락 관절에서 처음 일어나기 때문에 대부분의 통풍 환자들은 엄지발가락 관절에서부터 아픔을 느끼고 점차 무릎, 발목, 손목, 팔꿈치 부위로 통증이 진행된다.

한의학에서도 통풍은 음식과 관련이 있다. 고량진미膏粱珍味와 술을 많이 먹어서 열이 생기거나 몸에 저항력이 떨어진 상태에서 노폐물이 체내에 정체되어 기혈의 순환을 방해하기 때문에 통풍이 생긴다고 보는 것이다. 그렇다면 몸속의 기혈 순환을 방해하는 노폐물에는 어떤 것이 있을까?

첫째로 습열濕熱이 있다. 더운 여름 장마철의 습한 열처럼 끈적거리는 열이 몸 안에 쌓여 있는 것이다. 습열은 기름진 음식이나 술 또는 운동을 별로 하지 않는 등 잘못된 생활습관 때문에 생기는데, 이 습열이 관절에 몰리면 붓고 아픈 통풍 증세가 나타나게 된다.

습열이 많은 사람들은 안색이 붉고 땀이 많으며 배가 더부룩하거나 배에 가스가 많이 찬다. 몸이 무겁고 피로를 자주 느끼며 대변이 무르거나 시원치가 않다. 어깨나 뒷목이 자주 뻣뻣하고 소변이 진하거나 탁하며 허리나 다리도 아프다. 또한 얼굴이 푸석푸석하거나 자주 붓고 갈증을 잘 느끼고 머리가 무겁다. 여름철이나 장마철에 몸이 힘들고 피로한 것도 습열이 많아서 생기는 증상이다.

통풍이 발생하는 두 번째 원인은 담열痰熱이다. 몸 안에 생긴 담이 오래되면 열熱과 결합해 담열이 되는데, 담열 또한 기혈의 순환을 방해하여 관절이 붓고 아픈 통풍 증세를 일으킬 수 있다.

담열이 있을 때 문제는 통풍만이 아니다. 어깨나 등, 목 등 몸의 다른 부위도 결리면서 근육이 잘 뭉치고 뻐근하며 아프기도 하고, 통증 부위가 이곳저곳으로 옮겨 다닌다. 또한 속 쓰림이나 소화불량 등 위장병의 증세도 있을 수 있고 몸이 무겁고 쉽게 피로해지는 증상에 시달릴 수 있다.

셋째, 어혈瘀血이 있다. 어혈 또한 기혈의 순환을 방해해 관절을 붓게 하고 통풍을 일으킬 수 있다. 어혈로 인한 경우의 통증은 쑤시듯이 아프고 특히 밤중에 더 많이 아픈데, 담열의 통증 부위가 옮겨 다니는 것과 달리 어혈의 통증 부위는 특정 부위에 고정되는 경우가 많다.

통풍의 원인을 보면 치료법도 나온다. 기름진 식생활과 술이 통풍을 일으키는 만큼, 통풍을 치료하는 가장 중요한 포인트도 역시 식이요법이다. 그러나 이미 통풍이 진행된 환자라면 식이요법만으로는 당장의 통증 완화에 한계가 있기 때문에 치료를 받아야 한다.

일단 통풍 발작이 오면 아픈 관절에 무리를 가해서는 안 되므로 베개 등을 받쳐서 아픈 부위를 좀 높게 해주는 것도 도움이 된다. 신발도 편한 것을 신어야 하는데, 특이하게도 통풍은 찜질이 해롭다. 냉찜질은 요산을 증가시키고 온찜질은 염증반응을 악화시키기 때문이다.

통풍을 예방하려면 우선 술을 피해야 하는데, 특히 맥주와 양주가 해롭고 와인은 그나마 나은 정도다. 고기와 해산물도 피해야 하고, 탄산음료와 주스도 좋지 않다. 탄산음료와 주스에는 과당이 들어 있는데, 이는 요산을 증가시키고 대사증후군을 유발할 수 있다. 저지방 요구르트나 저지방 우유, 비타민C는 추천식품이다.

통풍은 식이요법을 잘 유지하면 큰 문제가 되지 않을 수 있다. 어떻게 보면 통풍 덕에 식생활에 더욱 신경을 쓰게 되어 평생 건강의 파트너가 될 수도 있는 것이다.

재미있는
오장 한의학

무서워하는 신장, 침 흘리는 신장

오장과 관련이 있는 오지五志, 그중 신의 지志는 무서워하는 공恐입니다. 공포영화를 보면 사람들은 두려워하면서 종종 깜짝깜짝 놀랍니다. 그래서인지 공포와 놀람을 비슷한 감정으로 생각하곤 하는데, 심장의 감정인 놀람은 모르는 자극이 갑자기 덮쳐 생기는 것이고, 신장의 감정인 두려움은 알면서도 무서워하는 것을 말합니다.

놀람과 두려움은 사람에게 좋지 않은 자극으로, 서로 속한 장기는 다르지만 두 감정 모두 인체의 기를 어지럽혀 병을 불러들입니다. 두려움으로 신이 손상되면 배변을 다스리지 못하게 됩니다. 극도의 공포 앞에서 오줌을 지리는 것도 이 때문입니다.

신은 입안의 침도 관리합니다. 침은 신정이 변해 생기는 것이기 때문이죠. 앞서 비도 침을 흘린다고 했는데, 비가 관리하는 침은 연涎이라 하고, 신이 관리하는 침은 타唾라고 합니다. 타는 소화를 돕고 입안의 청결을 유지하는 것 외에 신정을 북돋는 기능도 가지고 있습니다. 따라서 침을 자꾸 뱉는 습관이 있으면 신정이 소모되므로 고치는 것이 좋습니다.

신장과
관련된 증상, 이렇게 풀자

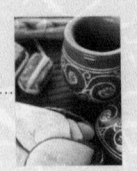

고려 때부터 신장염에는 영광 굴비가 좋다는 얘기가 전해지고 있다. 굴비 머리 부분에 있는 딱딱하고 작은 뼈 두 개가 약효를 나타내기 때문이라고 한다. 신장염은 제대로 치료를 받는 것이 원칙이다. 이 요법은 만성 신장염 환자들이 시도해볼 만한 것인데 나아지는 기전은 분명치 않다.

굴비 머리에 있는 희고 딱딱한 뼈를 잘 볶아 빻아서 가루를 내어 물과 함께 식후에 먹는다. 굴비 한 마리에 뼈가 두 개 밖에 없으므로 한꺼번에 빻아두고 먹는다. 호전될 때까지 꾸준히 복용하면 된다.

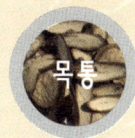
한방에서 목통이라 불리는 으름덩굴로 방광염을 치료한다. 으름덩굴의 헤드라제린, 칼슘 등의 성분이 이뇨작용과 소염작용을 한다.

으름덩굴 두 줌과 물 두 대접을 끓여서 잘 우러나면 그 물을 마시면 되는데, 많이 달여서 냉장고에 넣어 놓고 이용해도 된다. 보통 5일 정도 복용하면 효과가 나타나는데 심하면 며칠 더 복용하는 게 좋다.

신장을 건강하게 하는 한약 처방

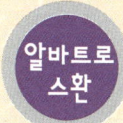
한방에서의 신腎은 현대의학에서 말하는 신장, 부신, 방광 그리고 생식기를 포함한다. 알바트로스환은 중국의 고전인 금궤요략과 한국의 한방 고전인 동의보감에 나오는 처방으로, 숙지황, 산수유, 산약, 택사, 복령, 목단피, 계지, 정제부자 등을 배합하며 신기腎氣를 왕성하게 하는 처방이다.

알바트로스환은 피로(특히 허리 아래로 힘이 빠지는 것 같은 피로)와 권태감이 있고, 수족이 차고 냉감冷感이 있는 경우, 소변의 양이 늘어나거나(반대로 소변의 양이 적어지는 일도 있다) 자주 소변이 마려워 밤에 화장실에 자주 가는 경우, 소변이 잘 안 나오고 소변을 본 후에도 시원한 느낌이 없는 등 배뇨곤란이 있는 경우, 시력이 약해지고 입이 마르는 증상을 치료하기 위해 사용한다. 여기에 노화로 인한 시력 저하, 하지통下肢痛, 요통腰痛, 수족 저림, 부종, 가려움증을 호소하는 사람들에게 효과가 있다.

이 처방으로 인해 간혹 설사가 나고 위가 거북하거나 배가 팽팽하게 찬 듯한 위장증상이나 흥분, 두통, 어지럼증이 나타날 수 있는데, 이때는 복용을 일시 중단해야 한다. 민감한 체질일 경우 간혹 피부발진 등의 과민증상이 나타날 수 있는데, 이때는 복용을 중지한다.

통감환

신장은 뼈의 모든 것을 다스리므로 신주골腎主骨이라 한다. 즉 인체의 관절 부위에 일어나는 모든 통증을 다스리려면 신장을 기본으로 두고 생각해야 한다.

뼈와 관련된 각종 통증, 즉 요통, 견비통, 삼차신경통, 늑간신경통, 좌골신경통 등의 증상이 아주 심해 일상생활을 영위하기 힘들 때는 통증을 경감시켜주는 통감환을 쓴다.

통감환을 만드는 방풍은 독활, 모과와 함께 풍습風濕을 없애 이로 인한 하지의 무력과 관절 통증에 좋다. 천궁은 계피, 향부자, 목단피와 함께 기와 혈을 보충하고 그 흐름을 순조롭게 함으로써 혈액의 영양장애 등으로 생기는 다발성 신경염, 뇌혈관 장애로 인한 마비, 근류머티즘, 만성 관절류머티즘에 좋다. 천마는 진정, 진경, 항경련작용이 있어 지체마비, 운동마비에 좋으며, 오가피는 풍습을 없애고 근골을 강하게 하여 만성 관절류머티즘, 근류머티즘에 좋다. 용안육, 복령은 심신을 안정시키고 우담즙과 진피는 위를 건강하게 해 소화에 도움을 준다.

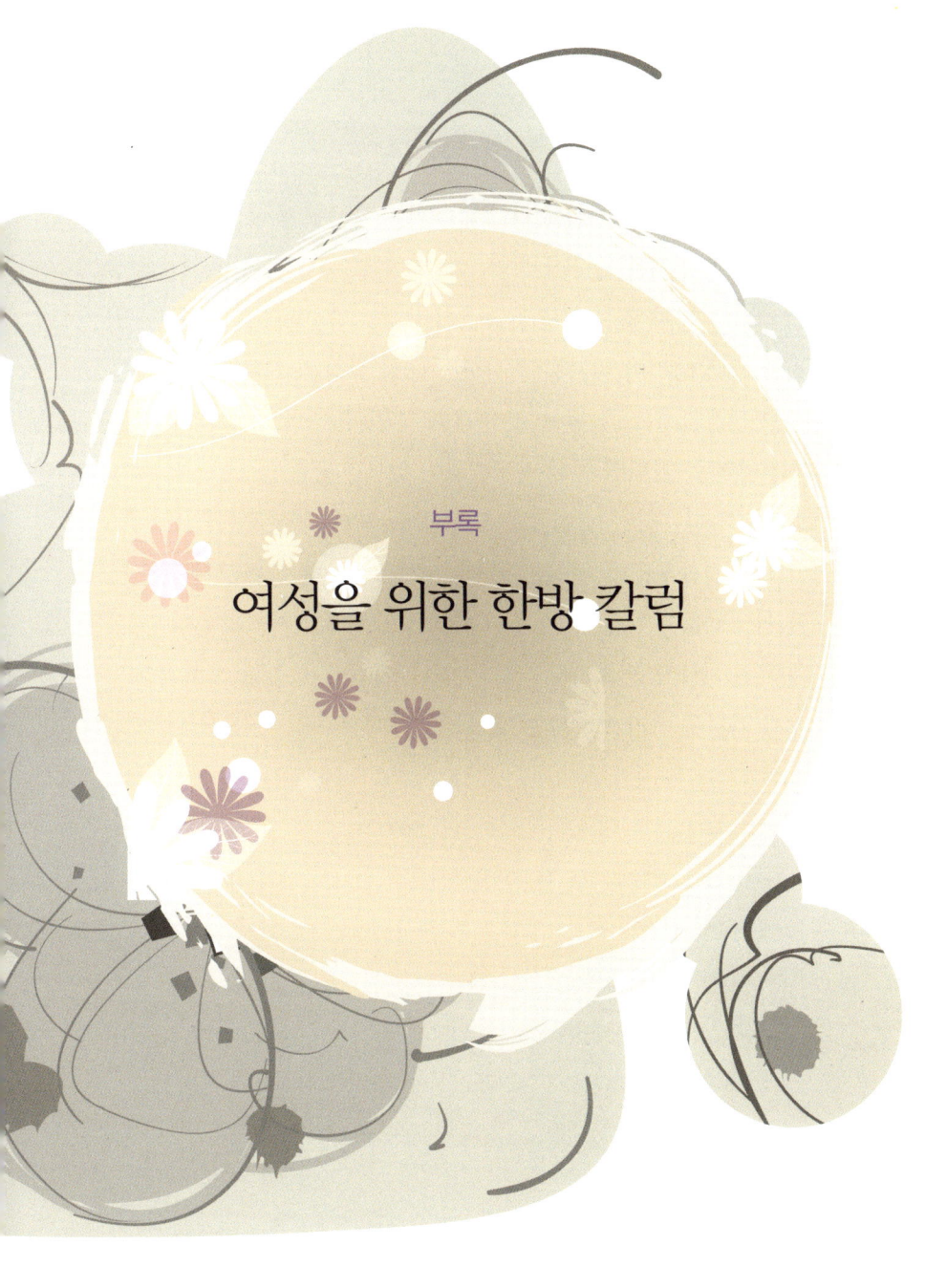

생리전증후군

생리가 시작되기 전에 평소와 달리 불안하고 잠이 오지 않거나 두통 등이 생기는 경우가 있다. 일반적으로 증상이 가벼운 경우에는 간단한 식사 조절과 생활 습관 개선으로 증상을 호전시킬 수 있지만, 일상생활이 불가능할 정도의 심한 증상은 전문가의 진단을 받고 적절한 치료를 받는 것이 좋다. 30~40대의 경우 자궁근종, 자궁내막증, 골반염 등의 자궁질환이 있으면 생리전증후군이 악화되기도 한다.

생리전증후군의 원인은 어혈이 자궁과 골반 주변의 혈액순환에 악영향을 미치는 것. 어혈과 울체를 풀어내고 기혈의 순환을 도와주는 치료가 필요하다. 허약하거나 기혈이 부족한 사람이라면 우선 기혈을 먼저 보강하는 것이 필요하다.

생리전증후군의 대표적 증상

- 여드름을 비롯한 피부질환이 악화된다
- 아랫배나 허리, 골반, 가슴에 통증이 느껴진다
- 배가 팽팽하게 차오른 듯한 느낌
- 피곤하고 두통과 현기증이 나타난다
- 안면홍조나 심계항진이 생긴다

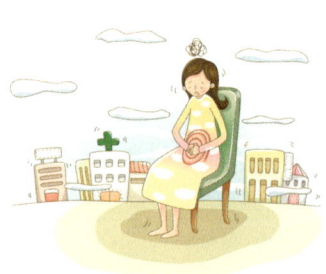

- 잠을 잘 잘 수 없거나 또는 잠을 너무 많이 잔다
- 식욕이 늘고 스트레스 조절에 어려움을 느낀다
- 정서적으로 침체되거나 쉽게 화를 낸다
- 집중력이 떨어지고 걱정이 많아진다
- 전에 좋아하던 것에 갑자기 흥미가 없어진다

생리전증후군을 예방하려면
- 스트레스를 가능한 한 피하는 방법을 찾자.
- 산책이나 요가, 명상 등의 규칙적인 운동으로 심신의 안정을 찾자.
- 야채나 과일, 생선 등을 충분히 먹고 달거나 짠 자극적인 음식을 삼가자.

비만과 여성

비만은 고혈압이나 당뇨, 심장병 등의 위험인자가 될 뿐 아니라 성기능에도 영향을 미친다. 여성들이 비만클리닉을 방문하는 주된 이유 중 하나가 월경불순이나 불임이다. 살이 찌면 여성호르몬의 균형이 깨지면서 월경의 양과 주기가 불규칙해지고 심하면 무월경이 되거나 불임이 올 수 있다.

비만과 여성 생식기질환은 매우 연관이 높다. 생리불순이나 배란장애, 임신 및 출산시의 장애 등은 운동과 식이요법을 통한 체중 조절을 통해 자연스럽게 자궁의 기능을 회복함으로써 예방할 수 있다.

살을 빼기 위해 찾아오는 여성들은 살에만 신경을 쓰는 경우가 많지만, 이들은 대부분 크고 작은 다른 질환들을 가지고 있다. 병 자체가 체중 증가를 불러오는 경우도 있으므로, 단순히 살에만 집중할 것이 아니라 다른 가능성들도 항상 염두에 두고 있는 것이 좋다.

살이 찌면 어떤 문제가 생기나

월경 이상_ 지방으로 인해 여성호르몬이 분비되면서 호르몬 대사가 변하게 된다. 비만으로 식욕을 조절하는 중추에 이상이 생기면 성호르몬 분비 중추의 균형도 깨져 월경주기에 이상이 온다. 이런 경우는 체중을 줄이면 비교적 쉽게 정상으로 회복된다.

불임_ 살이 찌면 호르몬 장애도 오지만 자궁에도 찌꺼기가 많이 쌓여 자궁이 약해지고 아이를 갖는 것이 어려워진다.

임신합병증_ 임신 중에 불필요한 체중 증가는 임신중독증이나 당뇨병 등을 불러들이기 쉽다. 출산 시에는 큰 태아로 인해 자연분만이 힘들거나 출혈량이 많아질 뿐 아니라 출산 후에도 체중이 줄지 않는다면 산후비만으로 이어질 수 있다.

요실금_ 살이 찌면 자궁의 기능이 떨어지고 요도에까지 영향이 미쳐 요실금이 생길 수 있다. 기침만으로도 소변이 나와 버리는 긴장성 요실금이 생길 수도 있기 때문에 요실금 치료와 더불어 반드시 체중 조절에 들어가야 한다.

관절염 및 요통_ 비만 여성이 관절염에 걸릴 확률은 정상 체중인 여성에 비해 4배 정도 높다. 체중 증가가 관절염 및 요통 발생의 원인이 되므로 단순히 몸무게를 줄이는 것만으로도 관절염이나 요통은 상당 부분 호전될 수 있다.

비만 중에서도 복부비만은 특히 위험하다. 배는 다른 신체 부위와 달리 내장이 있기 때문에 지방이 어디에 있는지에 따라 내장지방과 피하지방으로 나뉜다. 따라서 같은 복부비만이라고 해도 남자의 경우는 내장에 지방이 쌓여 사과형으로 배가 나오는 반면, 여자는 흔히 똥배라고 하는 피하지방이 많이 나타난다.

복부비만은 성인병의 발생률을 높일 수 있기 때문에 단순한 비만 치료가 아닌 성인병 예방 차원에서 접근해야 한다. 무엇보다 생활습관 개선이 선행되어야 하며, 운동부족, 스트레스, 술, 담배 등과 같은 것이 비만의 원인이 될 수 있으므로 스스로 자제하는 것이 중요하다.

뱃살의 유형

윗배와 아랫배가 다 나왔다_ 윗배와 아랫배가 모두 나와 흔히 '남산만 한 배'가 되는 형태다. 피하지방뿐 아니라 내장지방도 많아 각종 성인병에 걸릴 확률이 가장 높은 타입이다. 적어도 1~2년 이상 규칙적인 운동을 할 각오를 해야 한다. 다른 사람들과 함께 어울려서 할 수 있는 운동이 좋으며, 지치기 쉬우므로 너무 심하게 하지 않는 것이 좋다.

윗배가 나왔다_ 폭식과 과식을 자주 하는 사람들에게 많이 나타나는 형태. 팔과 다리는 가는 반면 윗배가 유독 나와 피하지방보다는 내장지방이 많은 타입이다. 가벼운 달리기나 빨리 걷기, 수영 등의 운동이 좋으며, 윗몸 일으키기와 같은 복근 운동은 그다지 효과적이지 않다. 운동은 하루 30분씩 일주일에 5회 이상, 3개월이 넘도록 꾸준히 하는 것이 중요하다.

아랫배가 나왔다_ 변비가 심하고 활동량이 부족한 여성에게 흔히 나타나는 유형. 아랫배와 더불어 허벅지와 엉덩이에도 지방이 쌓이는 것이 특징이다. 평소 가까운 거리는 걸어 다니거나 엘리베이터 대신 계단을 이용한다든지 해서 활동량을 늘리는 것이 필요하다. 일주일에 4~5일, 하루 30분 정도가 적당하며, 가벼운 스트레칭을 해주는 것도 좋다.

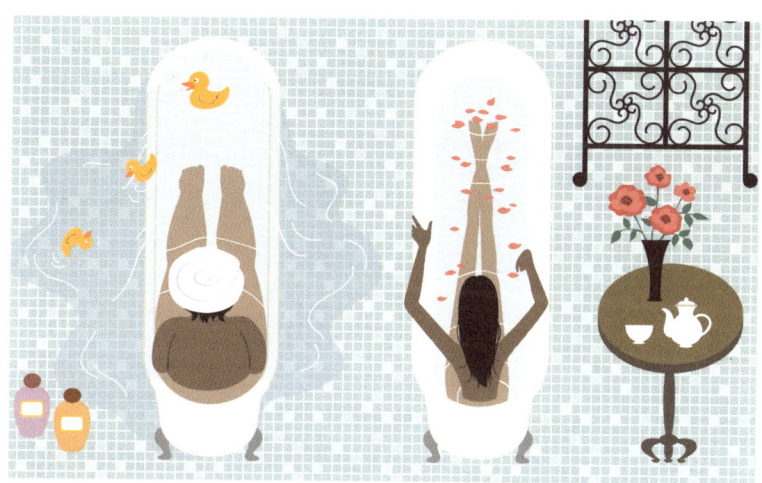

허리에 살이 잡힌다_ 바지를 입으면 허리에서 살이 삐져나오는 형태로, 피하지방으로 인해 피부에 탄력이 없고 늘어져 보인다. 출산 후의 여성들에게 많이 나타나는 타입이다. 수영과 에어로빅이 도움이 되며, 복부 운동과 복부 마사지를 병행하면 효과적이다.

저주받은 하체의 원인

비만이 생기는 원인은 크게 두 가지로 나뉜다. 우선 우리 몸이 흡수하는 양에 비해 소모되는 에너지가 적을 경우, 남아도는 영양분이 몸에 축적되어 체중이 느는 것이다. 두 번째, 먹는 양과 관계

없이 흡수와 배설이 원활하지 않아 체중이 느는 경우.

여성은 월경으로 어혈과 노폐물을 몸 밖으로 내보낼 수 있는데, 자궁의 기능이 좋지 않으면 하복부나 하체 비만의 원인이 될 수 있다. 특히 평소 소화기능이 약하고 몸이 찬 경우 순환 이상으로 자궁 또한 냉해지기 쉬운데, 이로 인해 월경불순이나 자궁질환이 나타날 수 있다.

냉대하

여성에게 자궁은 제2의 심장이라고 할 만큼 건강에 결정적인 역할을 하는 중요한 기관이다. 오죽하면 "열 명의 장부를 치료하는 것보다 한 사람의 부인을 치료하는 것이 더 힘들다"고 했다. 자궁은 생명을 잉태하고 출산하는 성스러운 곳임과 동시에 잘 관리하지 못하면 불임이나 폐경이 앞당겨지고, 심지어는 자궁을 들어내야 하는 상황까지 갈 수도 있기 때문에 정기적인 검진이 필수적이다.

자궁 건강의 척도가 되는 것은 바로 냉대하. 대하는 자궁 등에서 분비되는 액체를 말하는 것인데, 정상적인 상태라면 색깔은 맑거나 우윳빛을 띤다. 그러나 병적인 상태가 되면 냄새가 나고 색이 달라지며 양이 늘어나 속옷을 더럽히는 정도가 된다. 대하는 정상적인 몸의 작용에 의한 것이지만, 이렇게 병적인 경우로 진행된 것을 냉 또는 냉대하라고 한다. 냉대하는 여성 세 명 중 한 명에게서 나타날 정도로 흔한 증상이다.

냉대하의 주요 원인은?

찬 기운에 의해 자궁 기능이 약해졌다_ 선천적으로 몸이 찬 사람이 찬 음식을 자주 먹거나 옷을 춥게 입고 잠자리가 차서 찬 기운에 자주 노출됨으로써 자궁의 기능이 약해져 비정상적인 냉이 생기게 된다.

각종 스트레스로 자궁이 약해졌다_ 사회생활을 하는 여성들이 늘어나면서 바쁜 일상과 스트레스로 건강이 약화되고, 이에 따라 자연히 자궁의 기능도 약해진다.

음식과 비만으로 인한 냉대하_ 과식, 비만, 지나친 다이어트 등으로 소화기나 순환기에 문제가 생기면 자연히 자궁에도 좋지 않은 영향을 미쳐 냉이 생기게 된다.

무절제한 성생활_ 자유분방하고 무절제한 성생활로 자궁이 약해지면서 면역력이 떨어지고 감염이 일어나 냉대하가 발생한다.

비정상 자궁출혈

보통 하혈(下血),이라고 하는 비정상 자궁출혈을 한방에서는 붕루(崩漏)라고 한다. 기질적인 병변이나 원기의 부족, 지나친 스트레스 등이 원인이다.

자궁출혈은 모든 나이에서 나타날 수 있다. 월경을 시작하기 전의 여자아이도 질의 염증이나 외상, 이물질 삽입, 요로 탈출증, 종양 등의 다양한 원인에 의해 출혈이 나타날 수 있다. 사춘기에 발생하는 자궁출혈은 특별히 다른 문제가 있다기보다는 아직 자궁의 기능이 완전해지지 않아 나타나는 증상으로 볼 수 있다. 월경 전에 별다른 증상 없이 갑자기 피가 나오는 무배란성 출혈이 대부분으로, 시간이 지나면서 정상적인 월경주기가 자리 잡게 된다.

가임기의 여성들도 생리기간 외에 하혈이 나타날 수 있다. 이때는 중요한 변화나 질병을 의심해보아야 한다. 우선 고려해야 할 것은 임신의 가능성. 임신 초기에는 질분비물에 피가 섞여 나올 수도 있는데, 출혈량이 많거나 아랫배에 통증이 있으면 유산이나 자궁외임신일 가능성이 있다. 자궁근종도 자궁출혈을 일으킨다. 이때는 양이 많고 통증이 동반될 수 있다.

폐경기를 앞두고 있는 여성의 경우 난소 기능의 장애로 월경의 간격이 단축되거나 불규칙적이고 우발적인 출혈이 나타날 수 있다. 하지만 불규칙적인 자궁출혈이 지속되는 것은 심각한 자궁질환을 나타내는 신호일 수 있으므로 반드시 진단을 받아야 한다.

자궁을 건강하게 하는 방법
- 아랫배는 항상 따뜻하게
- 아랫배를 꽉 조이는 패션을 피한다.
- 반신욕이나 좌욕을 꾸준히 해주자.
- 찬 성질의 음식은 좋지 않다.
- 건전한 성생활을 하자.

갱년기 장애

갱년기는 생식이 가능한 시기에서 생식이 불가능한 시기로 이행되는 때이다. 보통 40대 후반이 지나가며 몸의 임신 기능이 정지되는 시기를 말한다. 갱년기와 폐경기를 혼동하는 경우가 있는데, 폐경은 갱년기의 한 증상으로 여성호르몬이 감소되면서 더 이상 월경이 오지 않는 현상이다.

갱년기 장애는 성호르몬의 부족(월경주기의 이상과 무배란성 자궁출혈, 질 분비물 감소, 음부소양증, 성욕 감퇴, 성교통, 요실금, 요의빈삭 등)에 의해 생기는데, 이로 인해 근골격계(관절통, 요통, 견비통 등), 순환기계(손발저림증, 두통, 어지러움증 등), 신경정신계(허열감, 불안, 초조, 짜증, 긴장, 불면 등), 소화기계(소화불량, 속쓰림, 변비 혹은 설사 등)에 많은 영향을 준다.

이러한 증상은 폐경을 전후하여 발생하는 갑작스런 호르몬 감소에 인체가 적응하지 못해 생기는 것이다. 우리나라 여성의 폐경 연령은 평균 47.6세로, 대체로 폐경기 증상은 폐경 전후 2년 내에 나타난다. 그러나 개인별로 차이가 있기 때문에 모두가 치료의 대상은 아니며, 심각한 증상을 호소하는 전체의 25% 정도가 치료를 필요로 한다.

폐경기 전후의 여성에게 나타나는 특유의 육체적·정신적 변화를 갱년기 장애라고 한다. 남성의 경우에도 갱년기 증세가 없는 것은 아니지만 여성 갱년기 장애의 발병률이 4~5배 정도 높다. 여성의 경우 20대 후반을 정점으로 난소의 중량이 폐경기 전후부터 급속히 감소하면서 내분비에 급격한 변동을 초래해 이것이 신체적 장애로 이어지기 때문이다.

병원에서는 호르몬제를 통한 보충요법을 시행하고 있지만 이는 위와 간에 부담을 주고 부종과 비만을 유발할 뿐 아니라 양성 유방질환과 유방암, 자궁내막암 등 기타 여러 부작용을 수반할 수 있다. 또 일단 한번 치료를 시작하면 평생 복용해야 하므로 신중해야 한다.

한의학에서는 갱년기 여성의 증상을 신허(腎虛, 선천성 허약), 간기울결(肝氣鬱結, 정신긴장성), 심비양허(心脾兩虛, 후천성 정기부족)의 세 가지 유형으로 분류한다. 이 가운데 신허형이 많은데, 나이가 많아지면서 정(精)과 혈(血)이 부족하거나 고갈되어 인체의 모든 장기가 원활히 제 기능을 다하지 못하게 되는 것이다.

노화로 인한 전신 기능 저하에 대한 한방 치료는 단기간에 부작용에 대한 걱정 없이 증상을 개선시키는 데 탁월한 효과를 기대할 수 있다. 뿐만 아니라 갱년기 장애에 대한 한의학적 치료는 정신신경계, 내분비계, 순환기계를 조정하는 종합효과가 있다. 특히 탕약 치료는 말초나 골반 내의 혈액순환 조절, 어혈 제거 및 안신(安新) 작용을 하여 충분한 효과를 발휘한다. 침과 뜸으로는 경락을 조절함으로써 전신의 자율신경실조를 회복시키고 혈 자극으로 호르몬 분비기능을 정상화시킨다.

갱년기 장애에 대한 치료에서 중요한 것은 예방이다. 한방치료는 정신적 문제는 물론 일상생활에서 기와 혈을 조절하여 발병 전에 양생(養生)이 가능하다.

갱년기 장애의 주요 증상

얼굴이 붉어지고 식은땀이 나며, 가슴이 두근거리고 불면, 불안, 짜증, 두통, 부종, 근육통, 골다공증, 부정기적인 자궁출혈, 위축성 질염 등이 생긴다.

현대의학에서는 이와 같은 증상의 원인을 난소의 에스트로겐 호르몬의 분비 저하에 따른 것으로 보고 있고, 한의학에서는 신기(腎氣)의 쇠약으로 음양의 균형이 깨져 나타나는 것으로 보고 있다. 따라서 갱년기 장애의 한방 치료는 혈(血)과 정(精)을 보충해주는 약물요법이 주를 이룬다.

최근 갱년기 장애의 증상 중 골다공증에 대해 많은 사람들이 관심을 보이고 있다. 골다공증이란 뼈가 구조적 파괴를 일으킬 정도로 뼈 성분이 감소하는 현상으로, 40~50대의 여성에게서 많이 관찰된다. 뼈의 구성성분의 하나인 칼슘이 서서히 소실되는 것으로, 골다공증이 오면 골절이 되기 쉽고, 허리가 구부러져 요통이 쉽게 생길 수 있다.

갱년기 장애의 민간요법

평소에 파와 무즙을 갈아먹으면 신경쇠약으로 인한 불면증이나 마음의 불안 상태가 호전된다. 또한 녹차와 대추차는 피를 맑게 해주면서 심장기능을 강화, 심신을 안정시키는 효과가 있어 갱년기 건강을 유지하는 데 도움을 준다.

갱년기를 예방하기 위해서는 평소 생활 습관도 중요하다. 충분한 칼슘 섭취와 운동이 필수적이다. 특히 산책이나 줄넘기 등 손쉽게 할 수 있는 운동과 수영, 에어로빅, 자전거 타기 등의 유산소 운동을 꾸준히 하면서 전문가의 조언을 받아 체중을 실어주는 아령, 역기, 모래주머니를 이용한 근력 운동을 하는 것이 필요하다.

갱년기 장애의 한방요법

자궁내막중, 불임, 갱년기 장애 등의 여성 생식기질환에는 난소와 자궁의 혈액순환을 돕는 한약을 병용하면 좋은 효과를 볼 수 있다. 즉 혈액의 점도를 조절하고 혈액의 흐름을 원활히 함으로써 자궁과 골반의 울혈을 제거하고 난소, 뇌하수체 등의 기능을 활성화시킨다.

주로 온경탕(혈관 운동 능력 강화), 당귀작약산(자궁내막의 장력 강화), 계지복령환(항혈전 작용)을 처방한다.

갱년기 장애의 식이요법

- 씨앗 종류, 미역, 익힌 마늘, 현미밥이 좋다.
- 콩 식품, 회향, 샐러리, 파슬리, 아마인유, 견과류의 섭취를 늘린다.
- 육식을 많이 하면 얼굴에 열이 오르는 증상이 심해지므로 육식 대신 양질의 단백식품인 영양효모제제를 섭취하여 빈혈을 예방하고, 뼈의 칼슘 손실을 예방한다.
- 우유, 치즈 등의 낙농제품에 함유된 단백질도 열이 오르는 증상을 부추기므로 지방분이 적은 요구르트 외에는 섭취하지 않는 것이 좋다.
- 칼슘의 공급을 위하여 멸치, 뱅어포 등 뼈째 먹는 생선을 많이 섭취하고, 두유를 많이 마시면 좋다.
- 콩에는 여성호르몬과 유사한 작용을 하는 성분이 있어서 콩을 많이 섭취하면 갱년기 장애를 예방할 수 있다.
- 술, 카페인, 설탕, 뜨거운 국물 등은 열이 오르는 증상을 심하게 하고 요실금을 초래하며 신경을 예민하게 한다. 특히 카페인은 유방을 긴장시키고, 중추신경을 예민하게 하며, 신경과민증에 걸리게 한다.
- 술, 카페인, 설탕 등은 뼈에서 칼슘을 빠져나오게 하여 골다공증을 촉진한다.
- 짜게 먹으면 칼슘 손실을 많이 일어나므로 소금 대신 마늘가루나 양파를 많이 사용하는 것이 좋다.

- 점막과 피부의 건조를 피하기 위해 물을 많이 마시는 것이 좋다.
- 월경기간 중에는 소금이 많이 함유된 식사, 소고기, 가공식품 등을 먹으면 부종이 나타나므로 이들의 섭취를 금해야 한다.
- 월경을 전후해서 설탕과 유제품을 많이 섭취하면 마그네슘의 흡수를 방해하고 소모를 촉진시켜 마그네슘 부족증이 생기기 쉽다. 마그네슘이 부족하면 근육이 경련을 잘 일으키며 신경이 예민해지고 월경곤란증을 유발한다.
- 월경을 시작하기 전주부터 술과 설탕제품의 섭취를 금한다. 이들은 전해질 손실을 초래하여 신경을 예민하게 한다.
- 여성 질환이 있는 사람은 평소 미네랄을 많이 함유하고 있는 해조류를 많이 섭취하면 좋다. 특히 해조류에는 마그네슘이 많이 함유되어 있어 월경곤란증에 좋다.
- 콜레스테롤이 많은 식품, 즉 생선의 알이나 달걀 노른자 등을 많이 섭취하지 않도록 한다.
- 아몬드, 메밀, 좁쌀, 깨, 콩나물 등을 많이 섭취하면 좋다.
- 아침에 과일즙, 오후나 저녁에 야채즙을 마신다.
- 당근, 포도, 체리, 간 생즙, 마늘, 살구씨, 고려인삼, 할미꽃 뿌리 등이 여성질환에 도움이 된다.

미래를 여는 지식의 힘 건강·기능식품 쇼핑몰
(주)상상나무 **상상파크**
www.smbooks.com www.sspark24.com
Tel. 02. 325. 5191 Tel. 1588-1161

신이 내린 최고의 선물, 타임지가 극찬한 슈퍼푸드!
백두산 야생 블루베리 골드

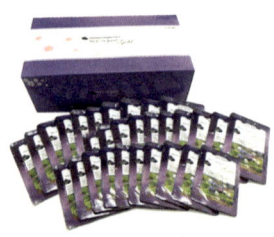

- 제품명: 야생 블루베리 골드
- 원료: 야생 블루베리원액100%
- 함량: 60ml, 30포 · 제조원: (주)일진제약

야생 블루베리, 왜 좋은가

안토시아닌 함유량 재배종의 5배
항산화물질인 안토시아닌 성분은 인체내에서 항산화 작용을 통해 세포 보호, 면역력 강화, 노화방지를 돕는다. 야생종은 안토시아닌 성분이 재배종보다 무려 5배가 많다.

이런 분들께 좋습니다
- 눈이 침침하고 쉽게 피로해지시는 분
- 눈 영양이 필요한 성장기의 어린이
- 눈물이 자주 흐르고 눈곱이 자주 끼시는 분
- 장시간 컴퓨터 사용으로 눈의 보호가 필요한 직장인

NAVER 상상파크 검색 ☎ 1588-1161